実務実習事前学習のための
調剤学計算ドリル

東京大学大学院　　　　　京都大学大学院　　　　　京都大学大学院
薬学系研究科教授　　　　薬学研究科教授　　　　　薬学研究科教授
柴﨑　正勝　　赤池　昭紀　　橋田　　充
監修

京都大学大学院
薬学研究科教授
栄田　敏之
編集

東京　廣川書店　発行

―――― **執筆者一覧**（五十音順）――――

厚田 幸一郎	北里大学薬学部教授・北里研究所病院薬剤部長
畝﨑　　榮	東京薬科大学薬学部教授
長田 孝司	愛知学院大学薬学部准教授
角山 香織	京都大学大学院薬学研究科助教
栗原 晶子	武庫川女子大学薬学部講師
小林 大介	城西大学薬学部教授
栄田 敏之	京都大学大学院薬学研究科教授
土屋 雅勇	帝京大学薬学部教授
西口 工司	京都薬科大学教授
廣谷 芳彦	大阪大谷大学薬学部教授
細谷　　治	城西大学薬学部准教授
山村 恵子	愛知学院大学薬学部教授
山森 元博	京都大学大学院薬学研究科助教

実務実習事前学習のための調剤学計算ドリル

平成 22 年 3 月 20 日 初版発行©

監修　柴﨑 正勝
　　　赤池 昭紀
　　　橋田　充

編集　栄田 敏之

発行者　廣川 節男

発行所　株式会社　廣川書店

〒 113-0033　東京都文京区本郷 3 丁目 27 番 14 号
電話 03(3815)3651　FAX 03(3815)3650

監修のことば

　薬学部 6 年生が開始され，はや 4 年が過ぎようとしている．平成 22 年度からは CBT および OSCE に合格した学生の長期間の病院，薬局実習が待ち構えている．

　薬学は医薬品を核とした総合学問であり，画期的な医薬品の創製・医薬品の安全で最も効果的な使用法の教育・研究から成り立っている．これまでの薬学は医薬品創製の基礎学問にやや比重がかけられていたような気がする．

　今後もこの分野の学問の重要性は論を待たないが，より高い見識と高い知識が要求される現在の薬剤師教育において，医療薬学分野の教育・研究はますます重要性を増すであろう．この重要性に鑑み，廣川書店が「6 年制対応　薬学教科書シリーズ」を発刊することはまさにタイムリーである．

　本薬学教科書シリーズは，薬学教育モデル・コアカリキュラムおよび実務実習モデル・コアカリキュラムに対応し，学生諸君が基礎から臨床にまたがる薬学の教育内容を体系的に学べるようにとの意図で編纂された．さらに，医療に関わる多くの研究者，薬剤師を執筆者に加え，6 年制薬学教育制度のもとで薬剤師を目指す学生諸君にとって分かりやすく学習しやすい教科書となることを目指している．

　これまで薬学教育に多大な貢献をしてきた廣川書店の教科書に新しい流れを作るものである．これらの薬学教科書シリーズが薬学教育のさらなる発展と充実に多大な貢献をすると信じるものである．

2009 年 11 月

柴﨑正勝
赤池昭紀

発行にあたって

　近年の医療技術の高度化，医薬分業の進展等に伴う医薬品の安全使用や薬害の防止といった社会的ニーズに応えるため，薬剤師養成のための薬学教育の変革が強く望まれていました．そして，医療薬学を中心とした専門教育及び実務実習の充実を図ることが重要であるという論議を経て，2004年，学校教育法が一部改正され，薬学教育の修業年限が6年に延長されました．

　新しい6年制教育の特徴は，実務実習事前学習と，合計5か月間にわたる病院・薬局実務実習に象徴されており，「薬学教育モデル・コアカリキュラム」，「実務実習モデル・コアカリキュラム」が策定されました．

　実務実習は，学生が実際に経験することにより，医療の現場において薬剤師の果たすべき職責の重要性を認識させ，医療の担い手，医療人としての職業倫理や責任感を身につけさせるものであり，充実した教育を行うために，行政，大学，日本病院薬剤師会，日本薬剤師会の協力により，実務実習の実施体制の整備が行われました．2006年度，薬系大学入学者から新しい教育がスタートしており，2010年度，最初の実務実習の実施に向け，最後の準備が行われています．

　新しい6年制教育の充実のため，大学関係者が早急に行わねばならない課題が，たくさん残されています．そのひとつに，6年制教育に対応した，すなわち医療現場の視点で記された参考書や教科書の発行があげられます．

　従来の製品志向の薬学に関しては，いくつもの優れた参考書や教科書が発行されておりますが，今まさに始まろうとしている患者志向の薬学に関しては，参考書や教科書が量的にも質的にも不足しております．

　このような状況下，この度，「実務実習事前学習のための調剤学」（平成21年4月発行）に続いて，「実務実習事前学習のための調剤学計算ドリル」を発行させて頂くことになりました．薬剤師が行う全ての業務の基本となる調剤に関して，患者志向の薬学の専門家，すなわち，医療現場での業務の経験がある先生方，医療薬学に造詣の深い先生方に執筆いただき，実務実習へ向かう学生が，事前に，より充実した学習ができるように，工夫いたしました．

　本書が，新しい薬学を学ぶ学生にとって，有意義な一冊になれば，この上なく幸いに思います．

　最後に，本書の出版にあたり労をとられた，廣川書店社長廣川節男氏，常務取締役廣川典子氏はじめ編集部の諸氏に感謝致します．

平成22年2月

編者　栄田敏之

目　　次

第1章　処方せんの読み方　　　　　　　　　　　　　　　　　　　　　*1*

1. 処方せん …………………………………………………………………… *1*
2. 薬　袋 ……………………………………………………………………… *4*
3. 注射剤処方せん …………………………………………………………… *7*

第2章　計数調剤　　　　　　　　　　　　　　　　　　　　　　　　　*9*

1. 内服薬 ……………………………………………………………………… *9*
   例題　*9*
   練習問題　*21*
2. 外用薬 ……………………………………………………………………… *25*
   例題　*25*
   練習問題　*39*
3. 注射剤 ……………………………………………………………………… *43*
   例題　*43*
   練習問題　*46*

第3章　計量調剤　　　　　　　　　　　　　　　　　　　　　　　　　*51*

1. 散剤（顆粒剤，細粒剤も含む） ………………………………………… *51*
   例題　*52*
   練習問題　*56*
2. 液　剤 ……………………………………………………………………… *59*
   例題　*59*
   練習問題　*65*
3. 外用剤 ……………………………………………………………………… *69*
   例題　*69*
   練習問題　*71*

4. 注射剤 ··· *73*
　　例題　*73*
　　練習問題　*75*

第 4 章　実践問題　　　　　　　　　　　　　　　　　　　　　*79*

1. 計数調剤 ··· *79*
2. 計量調剤（散剤） ··· *83*
3. 計量調剤（液剤） ··· *85*
4. 計量調剤（注射剤） ·· *87*

練習問題・実践問題　解答 ··· *91*
巻末付録 ·· *99*

第1章

処方せんの読み方

1. 処方せん

　内服薬の処方せんの一例を図1に示した．処方せんの様式は，健康保険法に基づく保険医療機関及び保険医療養担当規則（療担規則）第23条の様式第2号により定められている．記載事項を表1にまとめた．

　処方せんの処方欄には，1）医薬品名，2）分量，3）用法・用量が記載される．医薬品名は，① 商品名（商標），② 剤形，③ 規格（含量）からなる．なお，商品名の代わりに一般名（成分名）で記載されることも多い．また，商品名と一般名が併記されていることも少なくない．

　処方せんにある分量の意味を以下にまとめた．通常，内服薬は1日量（ただし，頓服処方では1回量），外用薬は投与総量を示す．なお，頓服の意味は，Ⅱ．計数調剤，1）内服薬で述べる．第十二改訂調剤指針(社)日本薬剤師会編によると，用量とは投与総量のことであり，内服薬は1日量に投与日数をかけた値，頓服薬は1回量に頓服回数をかけた値である．

```
内服薬           1日量
（頓服薬         1回量）
外用薬           投与総量
```

処方せん

(この処方せんは、どこの保険薬局でも有効です)

公費負担者番号 (市町村番号)	1 2 3 4 5 6 7 8	保険者番号	1 2 3 4 5 6
公費負担医療・老人 医療の受給者番号	7 6 5 4 3 2 1	被保険者証・被保険 者手帳の記号・番号	9876－123

患者	氏 名	廣川 太郎 ㊚	保険医療機関の 所在地及び名称	京都市左京区東丸太町〇〇 〇〇〇〇病院
	生年月日	明大㊪平 40年1月1日 女	電話番号	075-752-〇〇〇〇
	区 分	㊸被保険者㊹ 被扶養者	保険医氏名	薬学一郎 ㊞

交付年月日	平成 21年 7月 1日	処方せんの 使用期限	平成 年 月 日 (特に記載のある場合を除き、 交付の日を含め4日以内に保険薬局に提出すること)

処方

1. ファモチジン錠（20 mg）　　　　　　　2錠

　　1日2回 朝・夕食後　　　　　　　　　14日分

以下余白

備考

後発医薬品（ジェネリック医薬品）への変更が全て
不可の場合、以下に署名又は記名・押印

保険医署名

調剤済年月日	平成 年 月 日	公費負担者番号	
保険薬局の 所在地及び名称 　　保険薬剤師氏名	㊞	公費負担医療の 受給者番号	

備考　1.「処方」の欄には、薬名、分量、用法及び用量を記載すること。
　　　2. この用紙は、日本工業規格A列5番とすること。
　　　3. 療養の給付、老人医療及び公費負担医療に関する費用の請求に関する省令（昭和51年厚生省令第36号）第1条の公費負担
　　　　医療については、「保健医療機関」とあるのは「公費負担医療の担当医療機関」と、「保険医氏名」とあるのは「公費負
　　　　担医療の担当医氏名」と読み替えるものとすること。

図1　処方せんサンプル

表1 保険処方せんの記載事項（内服薬）

1. 公費負担番号（市町村番号）
2. 公費負担医療・老人医療の受給者番号
3. 患者の氏名，生年月日，性別，被保険者・被扶養者の区分
4. 交付年月日
5. 患者の保険者番号
6. 患者の被保険者証・被保険者手帳の記号・番号
7. 保険医療機関の所在地及び名称
8. 保険医療機関の電話番号
9. 保険医氏名
10. 処方せんの使用期間
11. 処方欄
12. 備考欄
13. （後発医薬品への変更をすべて不可とする場合）保険医署名
14. 調剤年月日
15. 保険薬局の所在地及び名称
16. 保険薬剤師氏名

麻薬処方せんの場合，備考欄に，麻薬施用者免許証番号を記載する．

2. 薬袋

調剤した薬剤を患者に交付する際には，専用の袋を用いて，説明しながら手渡す．この袋を薬袋（やくたい）という．内服薬，頓服薬，外用薬の薬袋の一例を，各々，図2〜4に示した．薬袋に記載すべき事項は薬剤師法第25条，薬剤師法施行規則第14条により定められている．記載事項を表2にまとめた．

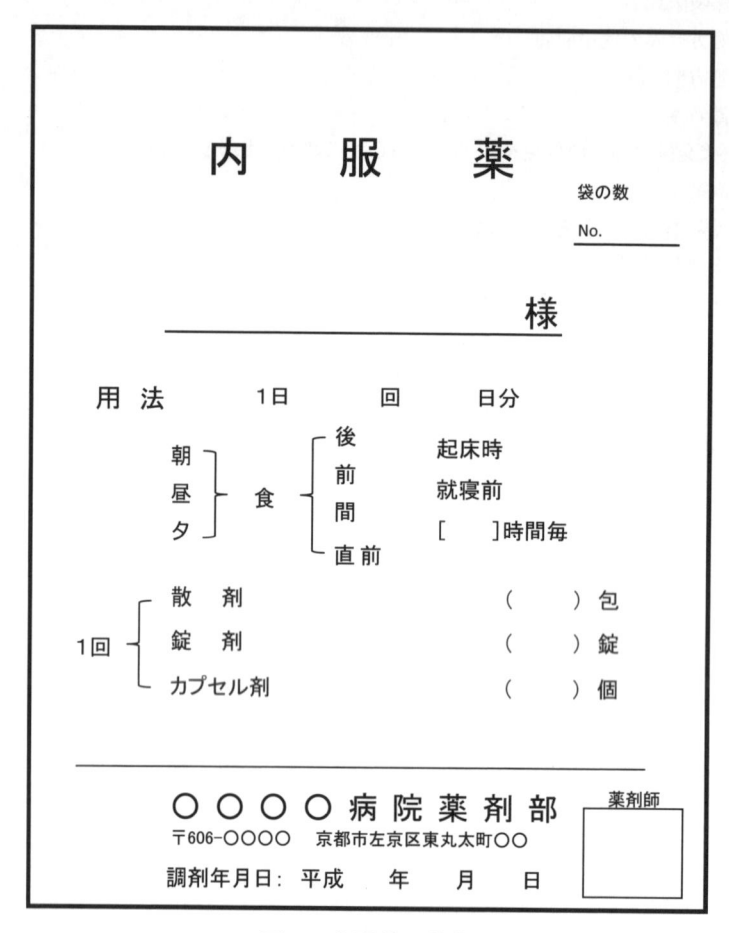

図2　内服薬の薬袋

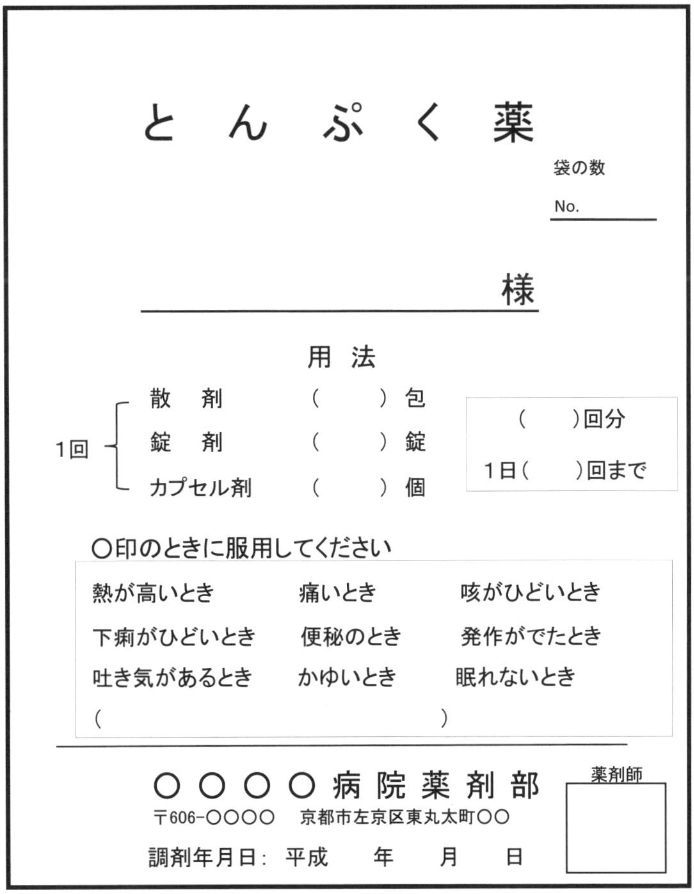

とんぷく薬

袋の数
No. _____

_____ 様

用 法

1回 ┬ 散　剤　（　）包
　　├ 錠　剤　（　）錠
　　└ カプセル剤（　）個

（　）回分
1日（　）回まで

○印のときに服用してください

熱が高いとき	痛いとき	咳がひどいとき
下痢がひどいとき	便秘のとき	発作がでたとき
吐き気があるとき	かゆいとき	眠れないとき
（　　　　　　　　　　　　　　）		

○○○○病院薬剤部
〒606-○○○○　京都市左京区東丸太町○○
調剤年月日：平成　年　月　日

薬剤師 ☐

図3　頓服薬の薬袋

```
┌─────────────────────────────────────────┐
│                                         │
│          外 用 薬                        │
│                        袋の数            │
│                        No._____       │
│                                         │
│         _____ 様      │
│                                         │
│   用 法    1日    回    日(回)分         │
│     朝・昼・夕・就寝前・(   )時間毎・(    ) │
│     1回(   )個・枚・滴・mL・吸入・噴霧・(  )│
│                                         │
│  ┌──────────────────────────────────┐   │
│  │貼付・吸入・うがい・点眼・点鼻・塗布・( )内挿入│   │
│  │その他(このお薬の使い方など)           │   │
│  │                                  │   │
│  │                                  │   │
│  └──────────────────────────────────┘   │
│                                         │
│       ○○○○病院薬剤部      ┌─薬剤師─┐ │
│     〒606-○○○○  京都市左京区東丸太町○○│      │ │
│     調剤年月日: 平成   年   月   日   └────┘ │
└─────────────────────────────────────────┘

図4　外用薬の薬袋

表2　薬袋の記載事項

---

**【薬剤師法　第25条】**
　薬剤師は，販売又は授与の目的で調剤した薬剤の容器又は被包に，処方せんに記載された患者の氏名，用法，用量その他厚生労働省令で定める事項を記載しなければならない．

**【薬剤師法施行規則　第14条】**
　法第25条の規定により調剤された薬剤の容器又は被包に記載しなければならない事項は，患者の氏名，用法及び用量のほか，次のとおりとする．

1. 調剤年月日
2. 調剤した薬剤師の氏名
3. 調剤した薬局又は病院若しくは診療所若しくは飼育動物診療施設の名称及び所在地
```

3. 注射剤処方せん

　注射剤処方せんの一例を図5に示した．注射剤処方せんの記載事項は，原則として，処方せんの記載事項を定めている療担規則第23条に準拠しなければならないが，医療機関の事情により簡略化されていることも多い．ほとんどの場合で，入院患者に対して使用されることが多い．

　内服薬に関する処方せんと同様に，注射剤処方せんの処方欄には，1）医薬品名，2）分量，3）用法・用量が記載される．ただし，通常，注射剤処方せんにある分量は1回量を示す．なお，注射薬のうち，別途，厚生労働大臣が定めたもの（主に自己注射用）は，1回量ではなく，投与総量を示す．内服薬と比較して，用法・用量は多様であり，投与経路，投与時間，投与速度などの情報も記載される．

```
注射薬            1回量
            （一部、投与総量）
```

入　院　注　射　箋		
ID： 9876-12-34567	性別： 男	部屋番号： W111
患者氏名： 廣川　三郎	生年月日： 1941/ 01/ 24	年齢： 68 歳(4ヶ月)
病棟/科名： 西病棟 / 化学療法科	医師名： 薬 学 一 郎	
身長： 167 cm	体重： 61.1 kg	体表面積： 1.7 m²
開始日： 2009/ 06/ 22	入力日： 2009/ 06/ 19	

		日数
Rp.1　シタラビン(キロサイド 20mg 、 1mL) 　　　　生理食塩液(500 mL) 　　　静脈内投与　　　　21 mL / h 　　　06/22　　10:00 - 以下余白	1.4A 1B (×1)	1日分
	薬剤師	

図 5　注射剤処方せんサンプル

第2章
計数調剤

1. 内服薬

　内服薬の多くは，錠剤，カプセル剤である．処方せんにある分量は，内服薬の場合，通常，1日量を示す．ただし，患者の症状が発現したときのみ服用することを頓服（または頓用）といい，この目的で使用される薬を頓服薬（または頓用薬），その処方を頓服処方（または頓用処方）という．頓服処方では，処方せんにある分量は1回量を示す．よって，計数調剤を行うにあたっては，処方が頓服処方であるか否かを判別することが重要となる．

【 例題 1 】薬袋に入れるべき内服薬の数を求めなさい．また，巻末付録1～3（p.99～101）のいずれかの薬袋を用いて薬袋を作成しなさい．

```
ペルジピン錠 10 mg                    3錠
1日3回 毎食後 28日分
```

【 解 答 】84錠

【 解 説 】
　「ペルジピン錠 10 mg」が医薬品名である．ペルジピンが商品名，錠が剤形，10 mg が規格を示す．「3錠」が分量である．一般名をニカルジピン塩酸塩といい，本剤は，1錠中，ニカルジピン塩酸塩 10 mg を含有する．医薬品名が一般名で表記される場合は，例えば，「ニカルジピン塩酸塩錠 10 mg」，「ニカルジピン塩酸塩錠（10 mg）」というようになる．「ペルジピン錠 10 mg」は先発医薬品であり，「後発医薬品への変更不可」の欄に保険医の署名または記名押印がなければ，後発医薬品へ変更可能である．どれほどの後発医薬品が市販されているかについては，（独）医薬品医療機器総合機構のホームページ[注1]を参照すること．

（注1）：（独）医薬品医療機器総合機構のホームページ：http://www.pmda.go.jp/

処方せんにある分量は1日量を示す．処方せんには「1日3回　毎食後」とあるので，患者は毎食後1錠ずつ服用することになる．1日あたり3錠，28日分なので，薬袋に入れるべき錠数は84錠（＝3錠/日×28日）となる．

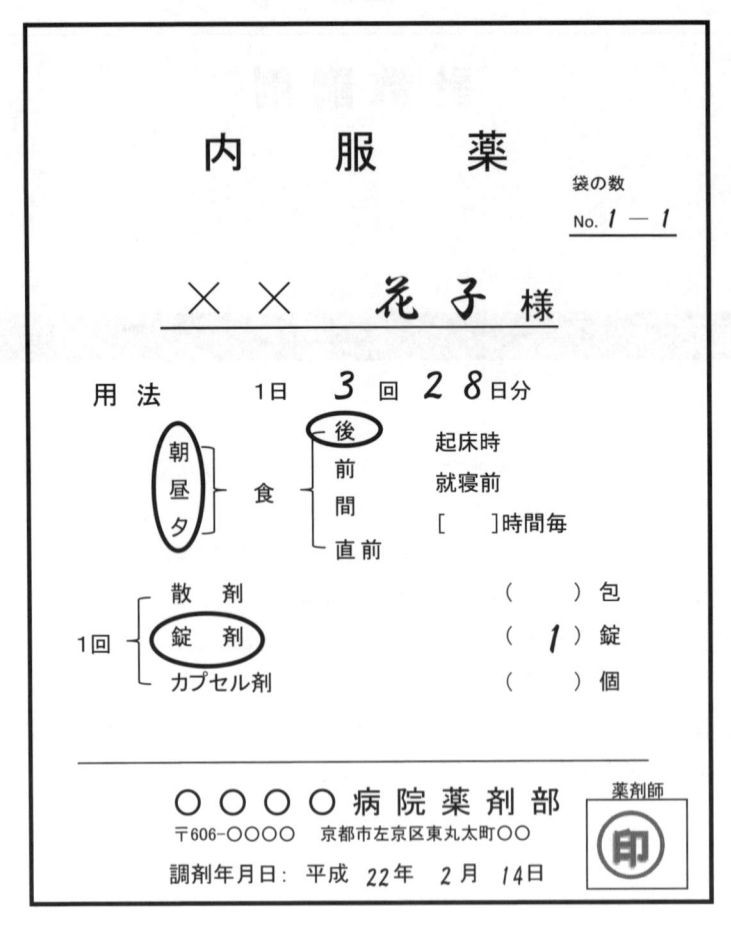

図6　例題1の薬袋の解答

【 例 題 2 】薬袋に入れるべき内服薬の数を求めなさい．また，巻末付録 1〜3 のいずれかの薬袋を用いて薬袋を作成しなさい．

タミフルカプセル 75　　　　　　　　　　2 カプセル
1 日 2 回　朝夕食後　5 日分

【 解 答 】10 カプセル

【 解 説 】
　「タミフルカプセル 75」が医薬品名である．タミフルが商品名，カプセルが剤形，75 が規格を示す．「2 カプセル」が分量である．一般名をオセルタミビルリン酸塩といい，本剤は，1 カプセル中，オセルタミビルリン酸塩 98.5 mg を含有する．これはオセルタミビル 75 mg に相当する．
　処方せんにある分量は 1 日量を示す．処方せんには「1 日 2 回　朝夕食後」とあるので，患者は朝食後ならびに夕食後に 1 カプセルずつ服用することになる．1 日あたり 2 カプセル，5 日分なので，薬袋に入れるべきカプセル数は 10 カプセル（＝ 2 カプセル/日 × 5 日）となる．

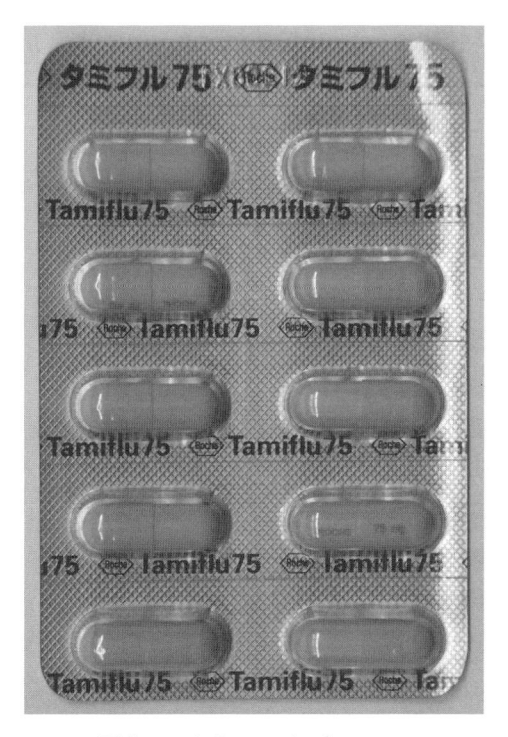

写真 1　タミフルカプセル 75

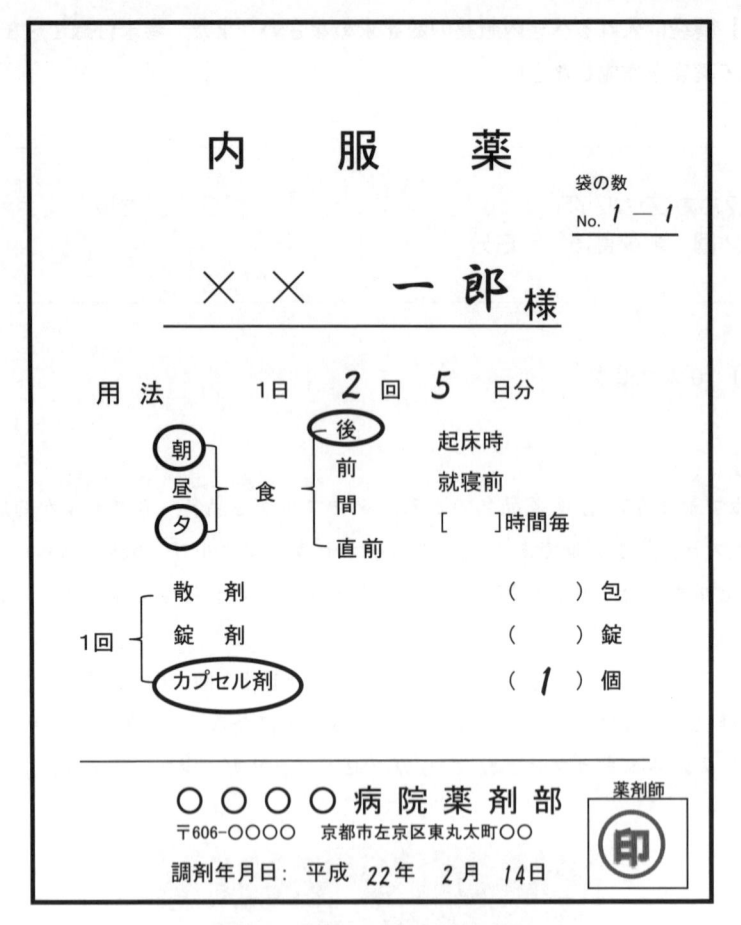

```
┌─────────────────────────────────────────────┐
│                                             │
│            内  服  薬           袋の数      │
│                                 No. 1 − 1   │
│                                             │
│           ××    一郎 様                    │
│         ─────────────                       │
│                                             │
│   用 法     1日  2 回  5 日分               │
│           ┌朝┐      ┌後┐   起床時         │
│           │昼├食    │前│   就寝前         │
│           └夕┘      │間│   [  ]時間毎     │
│                     └直前┘                 │
│                                             │
│         ┌散 剤              (   ) 包       │
│     1回 ├錠 剤              (   ) 錠       │
│         └カプセル剤         ( 1 ) 個       │
│                                             │
│   ─────────────────────                     │
│         ○○○○病院薬剤部        薬剤師   │
│         〒606-○○○○  京都市左京区東丸太町○○  印 │
│         調剤年月日: 平成 22年 2月 14日      │
│                                             │
└─────────────────────────────────────────────┘
```

図7　例題2の薬袋の解答

第 2 章　計数調剤

【 例題 3 】薬袋に入れるべき内服薬の数を求めなさい．また，巻末付録 1～3 のいずれかの薬袋を用いて薬袋を作成しなさい．ただし，100 mg 錠が選択されるとする．

ジピリダモール錠　　　　　　　　　　　300 mg（成分量）
1日3回　毎食後　28日分

【 解　答 】84 錠（100 mg 錠）

【 解　説 】
　「ジピリダモール」は一般名である．複数の製薬会社から，さまざまな商品名で，さまざまな剤形，規格のものが販売されている．例えば，「ヘルスサイド錠 12.5 mg」，「ペンセリン錠 25 mg」，「ペルサンチン錠 100 mg」，「アンギナール散 12.5 ％」，「アジリース静注 10 mg」などである．詳しくは，(独) 医薬品医療機器総合機構のホームページを参照すること．なお，この

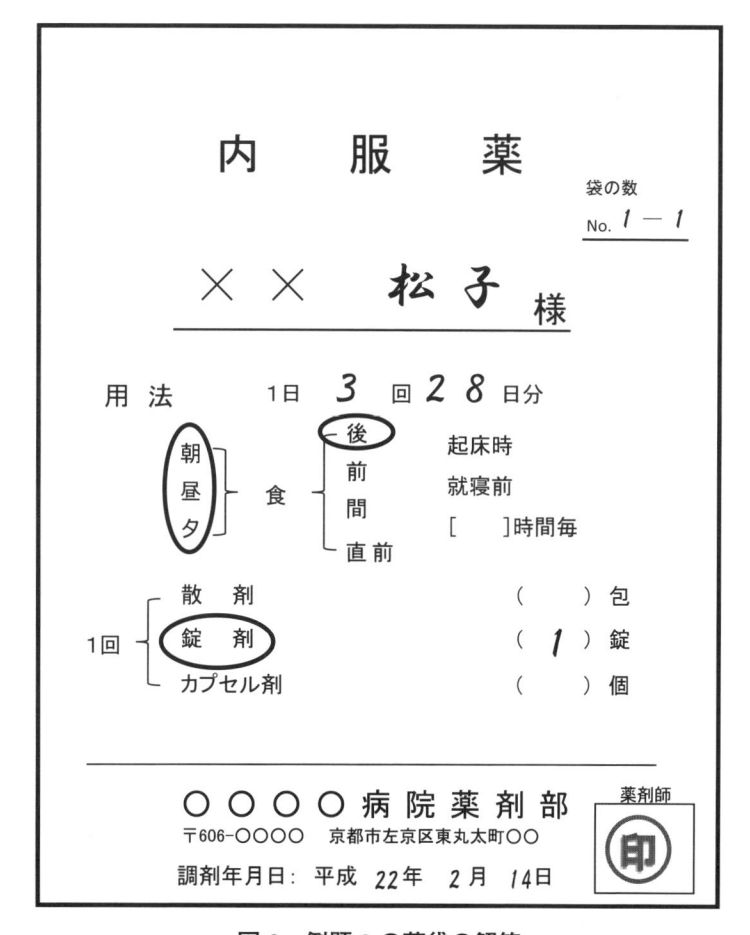

図 8　例題 3 の薬袋の解答

処方では錠剤が選択されているものの，商品名や規格については記載されていない．ジピリダモールは規格により適応が異なるので，医師に対する疑義照会が必要になる．また，「300 mg」は分量であるが，この処方せんでは成分量が記載されている．

　処方せんにある分量は1日量を示す．疑義照会の結果，「ペルサンチン錠100 mg」が選択されるのであれば，1日あたりの錠数は3錠となる．処方せんには「1日3回　毎食後　28日分」とあるので，薬袋に入れるべき錠数は84錠（＝3錠/日×28日）となる．なお，25 mg錠が選択されるのであれば錠数は336錠（＝12錠/日×28日）となる．

【 例 題 4 】薬袋に入れるべき内服薬の数を求めなさい．また，巻末付録1～3のいずれかの薬袋を用いて薬袋を作成しなさい．

```
ボルタレン錠25 mg                              1錠
38.5度以上の発熱時　3回分（1日2回まで）
```

【 解 答 】3錠

【 解 説 】

「ボルタレン錠25 mg」が医薬品名である．ボルタレンが商品名，一般名はジクロフェナクナ

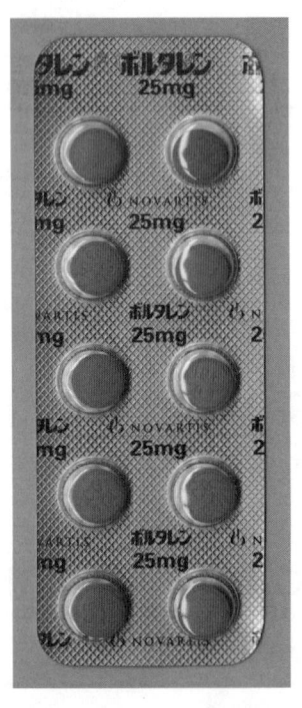

写真2　ボルタレン錠25 mg

トリウムである．「1錠」が分量である．本剤は，鎮痛・抗炎症剤であり，1日75〜100 mgを3回に分けて服用する場合と，症状があるときに25〜50 mgを頓服する場合がある．この処方は頓服処方である．

　処方せんにある分量は1日量ではなく，1回量を示す．処方せんには「38.5度以上の発熱時　3回分」とあるので，患者は発熱時1錠ずつ服用することになる．薬袋に入れるべき錠数は3錠（＝1錠/回×3回）となる．

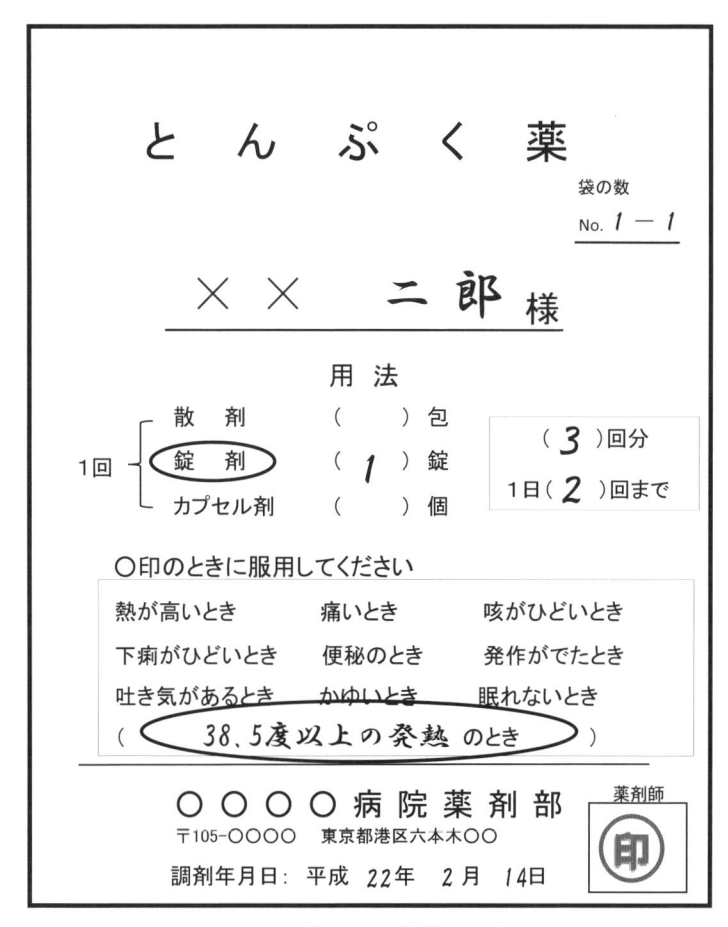

図9　例題4の薬袋の解答

【例題 5】薬袋に入れるべき内服薬の数を求めなさい．また，巻末付録 1～3 のいずれかの薬袋を用いて薬袋を作成しなさい．

プレドニン錠 5 mg　　　　　　　　　　　　　　　　　　　1 錠
1 日 1 回　朝食後　隔日投与　15 日分

【解　答】15 錠

【解　説】
「プレドニン錠 5 mg」が医薬品名である．プレドニンが商品名，一般名はプレドニゾロンである．「1 錠」が分量である．

処方せんにある分量は 1 日量を示す．処方せんには「1 日 1 回　朝食後　隔日投与　15 日分」とあるが，ここで，隔日投与とは 1 日おきに服用することを意味する．保険制度上，処方せんに記載する投与日数は実投与日数とすることになっているので，この処方に従うと，初回投与日を 1 日目とすると最終投与日は 29 日目となる．薬袋に入れるべき錠数は 15 錠（＝ 1 錠/日 × 15 日）である．

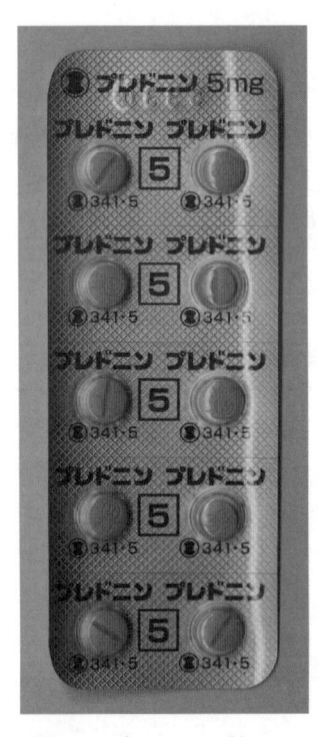

写真 3　プレドニン錠 5 mg

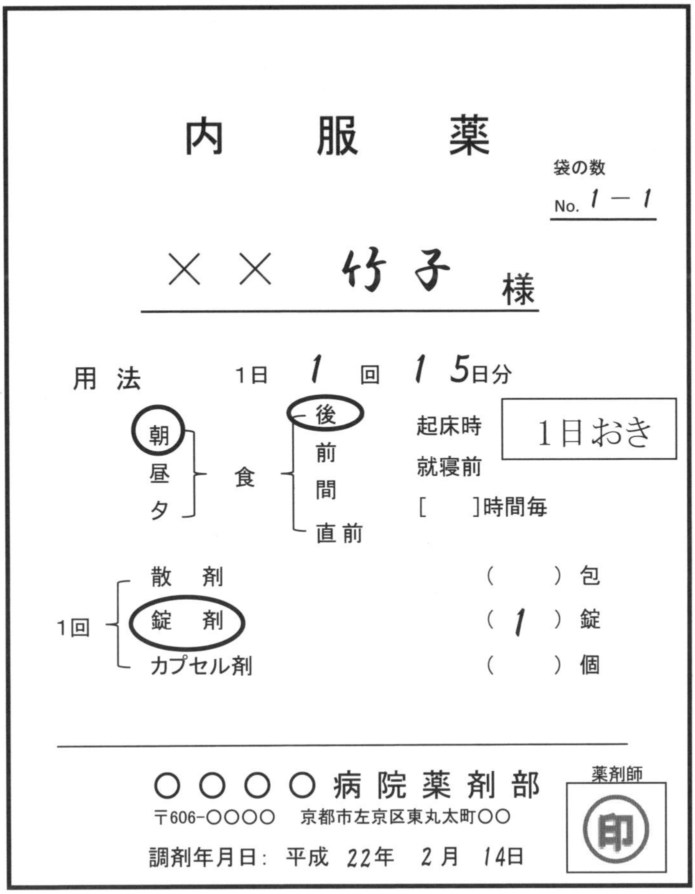
内　服　薬
袋の数
No. 1 − 1
××　竹子　様
用 法　1日　1　回　15日分
朝　昼　夕　食　後　前　間　直前
起床時　就寝前　[　　]時間毎
1日おき
1回　散　剤　(　　) 包
錠　剤　(1) 錠
カプセル剤　(　　) 個
○○○○病院薬剤部
〒606-○○○○　京都市左京区東丸太町○○
調剤年月日：平成 22年 2月 14日
薬剤師
印

図10　例題5の薬袋の解答

【 例 題 6 】薬袋に入れるべき内服薬の数を求めなさい．また，巻末付録1〜3のいずれかの薬袋を用いて薬袋を作成しなさい．

アクトネル錠17.5 mg	1錠
1週1回　起床時　月曜日　2日分	

【 解　答 】2錠

【 解　説 】

「アクトネル錠17.5 mg」が医薬品名である．アクトネルが商品名，一般名はリセドロン酸ナトリウム水和物である．「1錠」が分量である．

処方せんにある分量は1日量を示す．処方せんには「1週1回　起床時　月曜日　2日分」とあるので，薬袋に入れるべき錠数は2錠（＝1錠/日×2日）である．

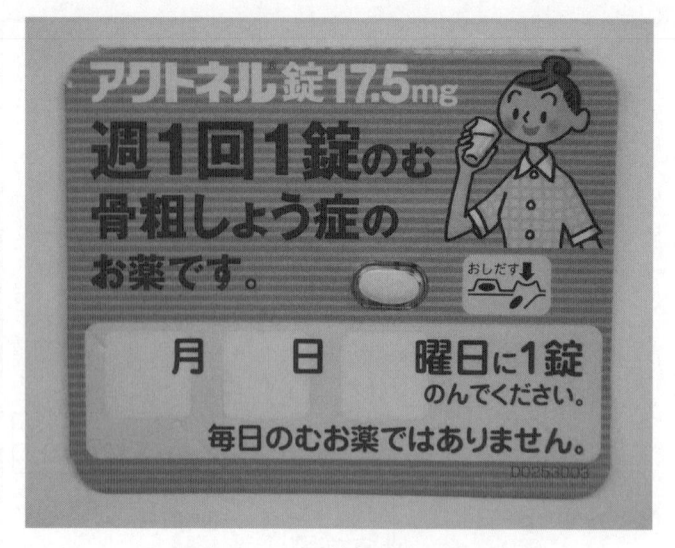

写真4　アクトネル錠 17.5 mg

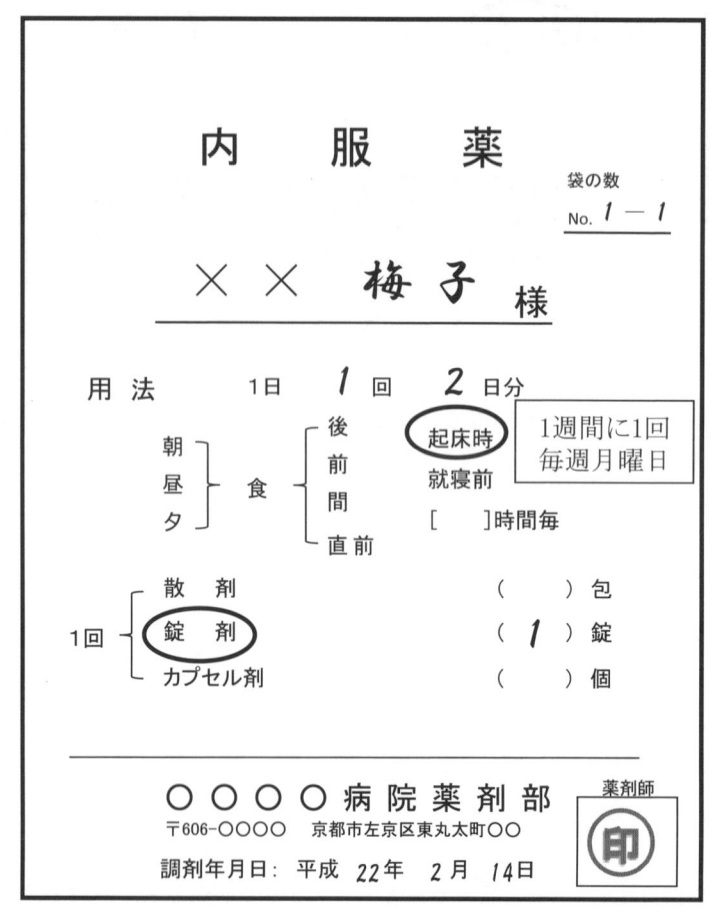

図11　例題6の薬袋の解答

【 例 題 7 】薬袋に入れるべき内服薬の数を求めなさい．また，巻末付録1～3のいずれかの薬袋を用いて薬袋を作成しなさい．

ツムラ小柴胡湯エキス顆粒（2.5 g/包）　　　　　　　7.5 g
1日3回　毎食前　28日分

【 解 答 】84包

【 解 説 】
　正式な医薬品名は「ツムラ小柴胡湯エキス顆粒（医療用）」である．「7.5 g」が分量である．本剤は漢方エキスの顆粒剤であり，防湿の目的で，1回量が個包装された状態で提供されている．1包あたり2.5 gの顆粒剤が封入されており，2.5 g中，混合生薬の乾燥エキス1.5 gが含有されている．処方せんにある分量「7.5 g」は3包に相当する．1包あたり2.5 gであることを知っていないと計数調剤ができない．よって，医療過誤防止の観点から，処方オーダリングシステムが導入されている場合，医薬品名として，例えば，「ツムラ小柴胡湯エキス顆粒（2.5 g/包）」などとして登録されており，これが処方せんに印字されている．

　処方せんにある分量は1日量を示す．処方せんには「1日3回　毎食前　28日分」とあるので，患者は毎食前1包ずつ服用することになる．薬袋に入れるべき包数は84包（＝3包/日×28日）である．

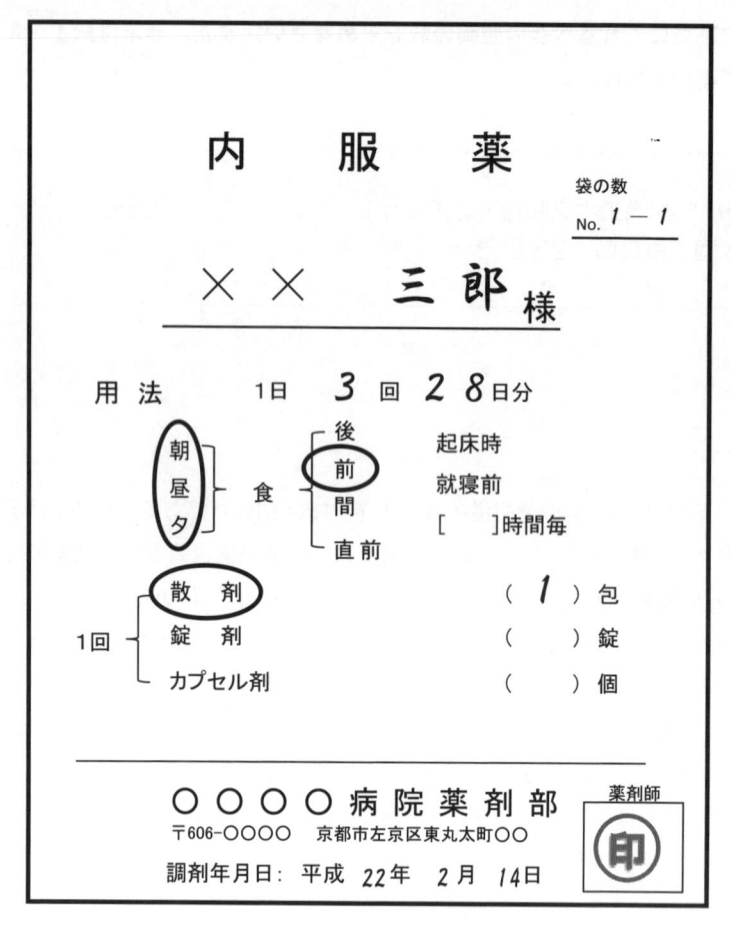

```
                  内 服 薬           袋の数
                                    No. 1－1

            ××    三郎 様

    用 法    1日 3 回 2 8 日分
                    ┌ 後
              ┌朝┐  │(前)   起床時
              │昼│食 │間    就寝前
              └夕┘  │      [   ]時間毎
                    └ 直前

            ┌ (散  剤)         ( 1 ) 包
         1回 ┤  錠  剤          (   ) 錠
            └ カプセル剤        (   ) 個


              ○○○○病院薬剤部        薬剤師
         〒606-○○○○ 京都市左京区東丸太町○○    ㊞
         調剤年月日： 平成 22年 2月 14日
```

図12　例題7の薬袋の解答

練習問題 1：薬袋に入れるべき内服薬の数を求めなさい．また，巻末付録 1～3 のいずれかの薬袋を用いて薬袋を作成しなさい．

```
    サイトテック錠200                    4錠
    1日4回  毎食後および就寝前   14日分
```

練習問題 2：薬袋に入れるべき内服薬の数を求めなさい．また，巻末付録 1～3 のいずれかの薬袋を用いて薬袋を作成しなさい．

```
    アルマール錠5                   20mg（成分量）
    1日2回  朝夕食後  19日分
```

練習問題 3：薬袋に入れるべき内服薬の数を求めなさい．また，巻末付録 1～3 のいずれかの薬袋を用いて薬袋を作成しなさい．

```
    アモバン錠7.5                     1錠
    不眠時  5回分
```

練習問題 4：薬袋に入れるべき内服薬の数を求めなさい．また，巻末付録 1～3 のいずれかの薬袋を用いて薬袋を作成しなさい．

```
    リウマトレックスカプセル2mg          3カプセル
    1週3回（木曜日  朝・夕食後、金曜日  朝食後）  4日分
```

練習問題 5：薬袋に入れるべき内服薬の数を求めなさい．また，巻末付録1～3のいずれかの薬袋を用いて薬袋を作成しなさい．

```
クラシエ柴苓湯エキス細粒（4.05g/包）        8.1g
1日2回　朝夕食前　28日分
```

練習問題 6：薬袋に入れるべき内服薬の数を求めなさい．また，巻末付録1～3のいずれかの薬袋を用いて薬袋を作成しなさい．

```
アダラートL錠10mg              2錠
1日2回　朝夕食後　21日分
```

練習問題 7：薬袋に入れるべき内服薬の数を求めなさい．また，巻末付録1～3のいずれかの薬袋を用いて薬袋を作成しなさい．

```
オイグルコン錠2.5mg              3.75mg（成分量）
1日2回　朝夕食前　（朝2.5mg・夕1.25mg）　28日分
```

練習問題 8：薬袋に入れるべき内服薬の数を求めなさい．また，巻末付録1～3のいずれかの薬袋を用いて薬袋を作成しなさい．

```
セルベックスカプセル50mg         3カプセル
1日3回　毎食後　35日分
```

練習問題 9：薬袋に入れるべき内服薬の数を求めなさい．また，巻末付録 1 ～ 3 のいずれかの薬袋を用いて薬袋を作成しなさい．

```
アレグラ錠 60mg                      2 錠
1 日 2 回  朝食後および就寝前  28 日分
```

練習問題 10：薬袋に入れるべき内服薬の数を求めなさい．また，巻末付録 1 ～ 3 のいずれかの薬袋を用いて薬袋を作成しなさい．

```
PL 配合顆粒（1g/包）                 4g
1 日 4 回  毎食後および就寝前  4 日分
```

練習問題 11：薬袋に入れるべき内服薬の数を求めなさい．また，巻末付録 1 ～ 3 のいずれかの薬袋を用いて薬袋を作成しなさい．

```
パナルジン錠 100mg           200mg（成分量）
1 日 2 回  朝夕食後  17 日分
```

練習問題 12：薬袋に入れるべき内服薬の数を求めなさい．また，巻末付録 1 ～ 3 のいずれかの薬袋を用いて薬袋を作成しなさい．

```
メプチンミニ錠 25μg                  4 錠
1 日 2 回  朝食後および就寝前  19 日分
```

練習問題 13：薬袋に入れるべき内服薬の数を求めなさい．また，巻末付録 1 ～ 3 のいずれかの薬袋を用いて薬袋を作成しなさい．

アマリール錠 1mg　　　　　　　　　3.5 錠
1 日 2 回　朝夕食後　（朝 2 錠　夕 1.5 錠）　29 日分

練習問題 14：薬袋に入れるべき内服薬の数を求めなさい．また，巻末付録 1 ～ 3 のいずれかの薬袋を用いて薬袋を作成しなさい．

ロキソニン錠 60mg　　　　　　　　　60mg（成分量）
痛い時　1 日 2 回まで　10 回分

練習問題 15：薬袋に入れるべき内服薬の数を求めなさい．また，巻末付録 1 ～ 3 のいずれかの薬袋を用いて薬袋を作成しなさい．

ロペミンカプセル 1mg　　　　　　　　1 カプセル
下痢時　1 日 2 回まで　5 回分
---

2. 外用薬

　外用薬とは，主に皮膚，眼，耳，鼻，直腸などに投与する製剤の総称であり，吸入剤，眼軟膏剤，坐剤，貼付剤，経皮吸収型製剤，点眼剤，軟膏剤，ローション剤など，多くの製剤が外用薬に分類される．処方せんにある分量は，外用薬の場合，通常，投与総量を示す．

【 例 題 1 】薬袋に入れるべき外用薬の数を求めなさい．また，巻末付録1～3のいずれかの薬袋を用いて薬袋を作成しなさい．

```
クラビット点眼液（0.5％、5mL）            10mL
1日3回　朝昼夕　1回1滴　両眼に点眼
```

【 解　答 】2本

【 解　説 】
　正式な医薬品名は「クラビット点眼液0.5％」である．クラビットが商品名，点眼液が剤形，0.5％が規格を示す．「10 mL」が分量である．一般名をレボフロキサシン水和物といい，本剤は，1 mL中，レボフロキサシン水和物5 mgを含有する．1 mL中5 mg含有＝100 mL中0.5 g含有なので，0.5％と表記される．本剤は1本あたり5 mLである．このことを知っていないと計数調剤ができない．よって，処方オーダリングシステムが導入されている場合，医薬品名として，例えば，「クラビット点眼液（0.5％，5 mL)」などとして登録されており，これが処方せんに印字されている．なお，分量を本数で表示することもある．
　処方せんにある分量は投与総量を示す．処方せんには「1日3回　朝昼夕　1回1滴　両眼に点眼」とあるので，これに従って使用するよう患者に指導する．薬袋に入れるべき点眼剤の数は2本となる．

写真 5　クラビット点眼液 0.5 %

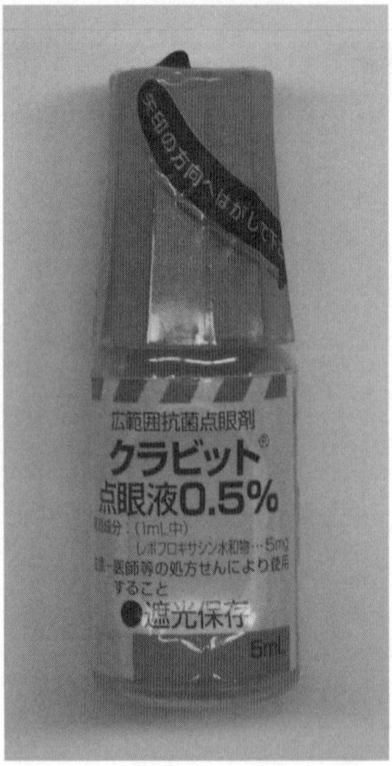

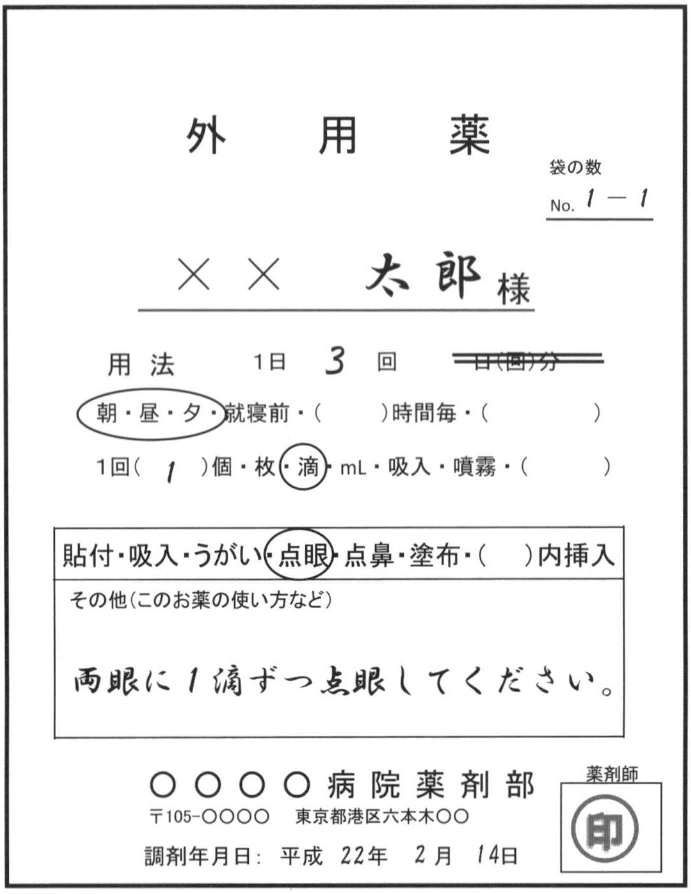

外　用　薬

袋の数
No. 1 − 1

××　太郎 様

用 法　1日 3 回　~~日(回)分~~

(朝・昼・夕)・就寝前・(　　)時間毎・(　　　)

1回(1)個・枚・(滴)・mL・吸入・噴霧・(　　)

貼付・吸入・うがい・(点眼)・点鼻・塗布・(　)内挿入

その他(このお薬の使い方など)

両眼に1滴ずつ点眼してください。

○○○○病院薬剤部
〒105-○○○○　東京都港区六本木○○
調剤年月日: 平成 22年 2月 14日

薬剤師
印

図 13　例題 1 の薬袋の解答

第2章 計数調剤

【 例 題 2 】薬袋に入れるべき外用薬の数を求めなさい．また，巻末付録1～3のいずれかの薬袋を用いて薬袋を作成しなさい．なお，本剤は，1本あたり5gもしくは10gの軟膏入りチューブとして市販されている．

ベタメタゾン吉草酸エステル軟膏0.12%　　　　　20g
1日2回　患部に適量を塗布

【 解 答 】2本（もしくは4本）

【 解 説 】
「ベタメタゾン吉草酸エステル」は一般名である．軟膏が剤形，0.12％が規格を示す．「20g」が分量である．例えば，「リンデロン-V軟膏0.12％」がこれに該当する医薬品である．本剤は，1g中，ベタメタゾン吉草酸エステル1.2mgを含有する．1g中1.2mg含有＝100g中0.12g含有なので，0.12％と表記される．「リンデロン-V軟膏0.12％」の場合，軟膏チュー

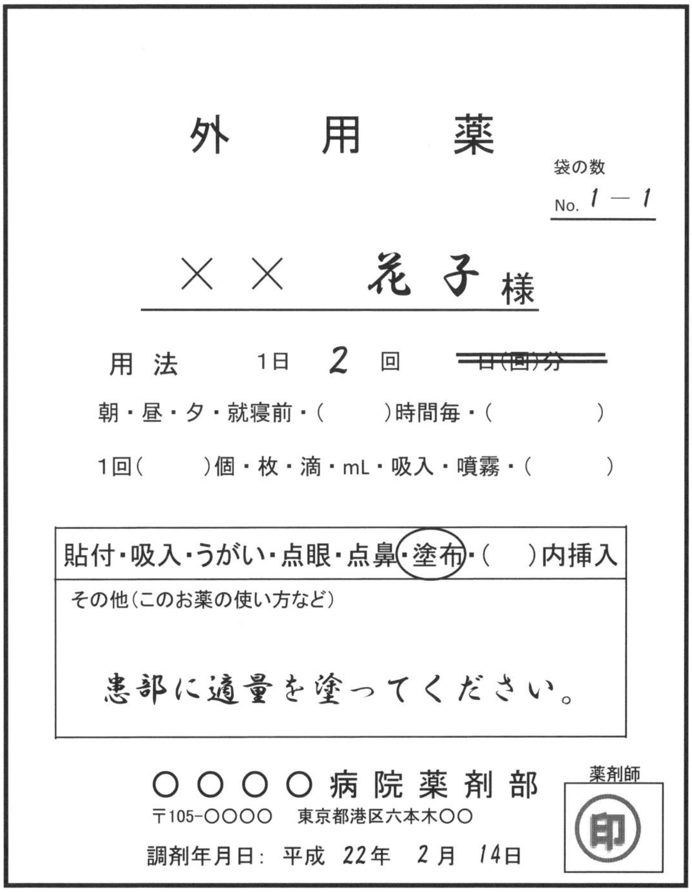

図14　例題2の薬袋の解答

ブ1本あたり5gのものと，10gのものが市販されている．どちらかにより薬袋に入れるべき軟膏剤の数は異なる．なお，分量を本数で表示することもある．

　処方せんにある分量は投与総量を示す．処方せんには「1日2回　患部に適量を塗布」とあるので，これに従って使用するよう患者に指導する．10gのものの場合，薬袋に入れるべき軟膏剤（チューブ入り）の数は2本となり，5gのものの場合，4本となる．

【 例 題 3 】薬袋に入れるべき外用薬の数を求めなさい．また，巻末付録1～3のいずれかの薬袋を用いて薬袋を作成しなさい．

リレンザ　　　　　　　　　　　　　　　　20ブリスター
1日2回　1回2ブリスター　吸入

【 解 答 】20ブリスター（5ロタディスク）

【 解 説 】
　「リレンザ」が医薬品名である．一般名はザナミビル水和物である．「20ブリスター」が分量である．本剤は吸入用ドライパウダーであり，専用のインヘラー型吸入器を用いなければならない．ブリスターという形で提供されており，1ブリスター中に，ザナミビル水和物5mgが含まれる．また，1ロタディスクあたり4ブリスターが装着されている．

　処方せんにある分量は投与総量を示す．処方せんには「1日2回　1回2ブリスター　吸入」とあるので，本処方せんは5日分（＝20ブリスター÷4ブリスター/日）となる．なお，実際には，吸入するタイミング（例えば，朝夕）も記載されることが多い．薬袋に入れるべき外用薬の数は20ブリスターとなる．

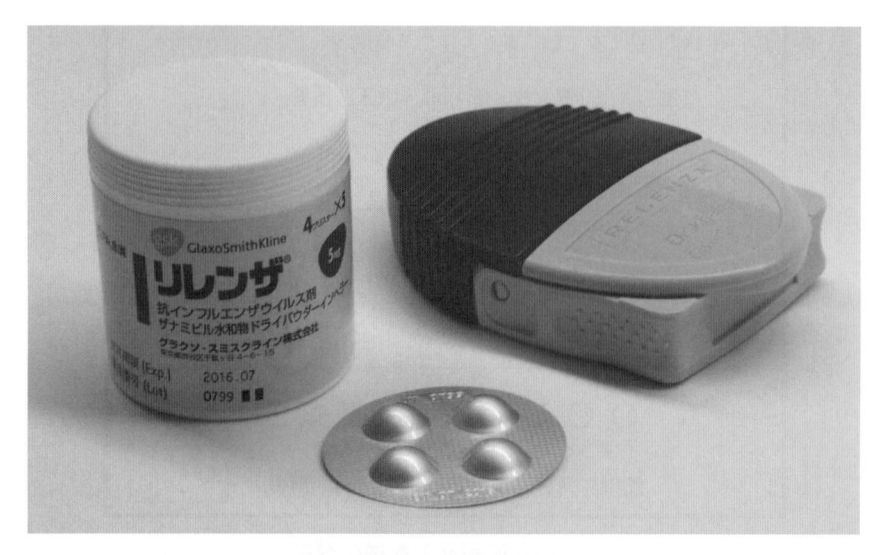

写真6　リレンザ

第 2 章　計数調剤

```
            外　用　薬
                          袋の数
                          No. 1－1

         ××　 竹子 　様

      用法　1日　2　回　5　日分

       朝・昼・夕・就寝前・(　　)時間毎・(　　　)
       1回(　2　)個・枚・滴・mL・吸入・噴霧・(　　　)

      ┌─────────────────────────┐
      │貼付・吸入・うがい・点眼・点鼻・塗布・(　　)内挿入│
      │その他(このお薬の使い方など)                    │
      │                                              │
      │                                              │
      │                                              │
      └─────────────────────────┘

              ○○○○病院薬剤部              薬剤師
         〒105-○○○○　東京都港区六本木○○      印
         調剤年月日：平成 22年　2月　14日
```

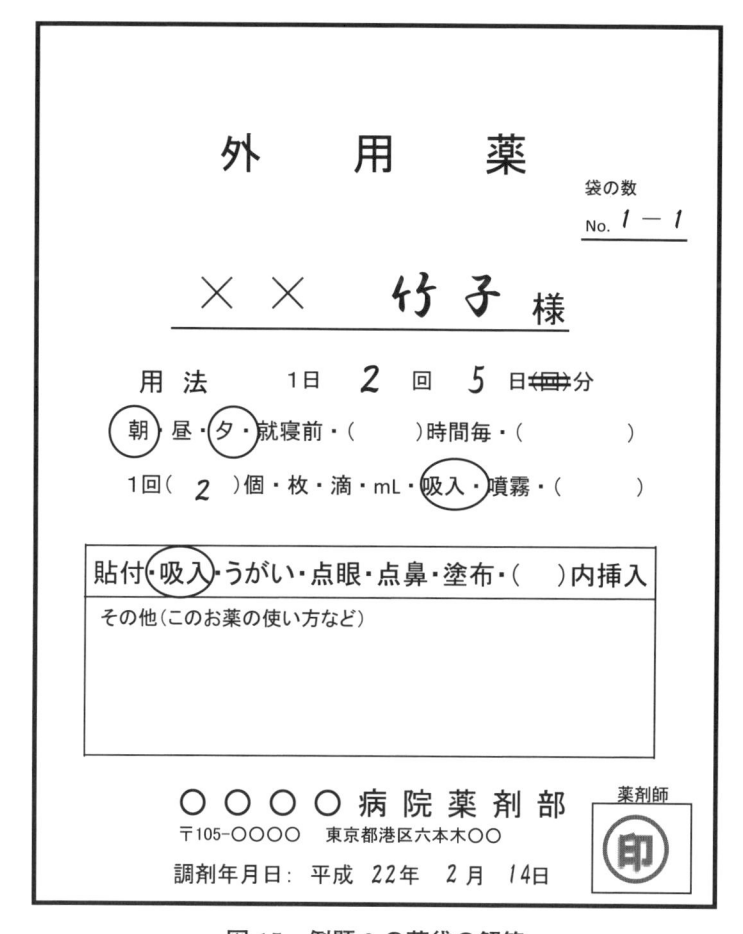

図15　例題3の薬袋の解答

【例題 4】 薬袋に入れるべき外用薬の数を求めなさい．また，巻末付録1～3のいずれかの薬袋を用いて薬袋を作成しなさい．

```
  フルタイド200ディスカス（60ブリスター/個）    120ブリスター
  1日2回　1回1ブリスター　吸入
```

【解　答】2個

【解　説】
　正式な医薬品名は「フルタイド200ディスカス」である．フルタイドが商品名，200が規格を示す．また，ディスカスは吸入器を意味する．「120ブリスター」が分量である．一般名をフルチカゾンプロピオン酸エステルという．本剤は，吸入用ドライパウダーであり，1ブリスター中フルチカゾンプロピオン酸エステル200μgを含有する．なお，200ディスカスのほかに，50

ディスカス（50μg 含有），100 ディスカス（100μg 含有）のものが市販されている．これらは，60 ブリスターの吸入薬と吸入器が一体化された 60 回連続使用が可能な製剤として提供されている．

処方せんにある分量は投与総量を示す．処方せんには「1 日 2 回　1 回 1 ブリスター　吸入」とあるので，本処方せんは 60 日分（= 120 ブリスター÷2 ブリスター/日）となる．なお，実際には，吸入するタイミング（例えば，朝夕）も記載されることが多い．薬袋に入れるべき外用薬の数は 2 個である．

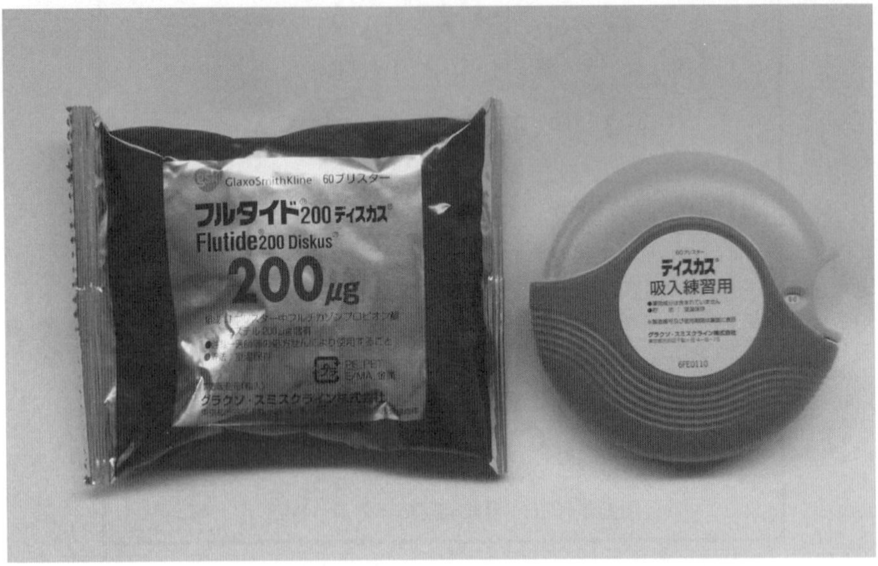

写真 7　フルタイド 200 ディスカス（右の吸入器は「練習用」）

```
┌─────────────────────────────────────────┐
│                                         │
│         外　用　薬        袋の数         │
│                          No. 1 － 1      │
│                                         │
│       ××　梅子　様                      │
│   ─────────────────                     │
│                                         │
│   用　法　　1日　2　回　　              │
│     ㊀・昼・㊃・就寝前・(　)時間毎・(　) │
│     1回(　1　)個・枚・滴・mL・㊅・噴霧・(　)│
│                                         │
│  ┌────────────────────────────────────┐ │
│  │貼付・㊅・うがい・点眼・点鼻・塗布・(　)内挿入│ │
│  │その他(このお薬の使い方など)        │ │
│  │                                    │ │
│  │                                    │ │
│  └────────────────────────────────────┘ │
│                                         │
│         ○○○○病院薬剤部     薬剤師    │
│        〒105-○○○○　東京都港区六本木○○│ ㊞ │
│        調剤年月日：平成　22年　2月　14日 │
└─────────────────────────────────────────┘

         図 16　例題 4 の薬袋の解答
```

【例題 5】薬袋に入れるべき外用薬の数を求めなさい．また，巻末付録 1～3 のいずれかの薬袋を用いて薬袋を作成しなさい．

```
デュロテップ MT パッチ 2.1 mg            4 枚
1 回 1 枚　72 時間ごとに貼り替え
```

【解　答】4 枚

【解　説】
　「デュロテップ MT パッチ 2.1 mg」が医薬品名である．デュロテップが商品名，MT パッチが剤形，2.1 mg が規格を示す．「4 枚」が分量である．一般名をフェンタニルといい，本剤は，1 枚中，フェンタニル 2.1 mg を含有する．経皮吸収型製剤であり，20.5 × 26.1 mm の大きさである．2.1 mg 含有製剤の他にも，4.2 mg，8.4 mg，12.6 mg，16.8 mg を含有するものが市販されているが，単位面積あたりの放出速度（含有量）は同じである．
　処方せんにある分量は投与総量を示す．処方せんには「1 回 1 枚　72 時間ごとに貼り替え」とあるので，初回貼付日を 1 日目とすると最終貼付日は 10 日目となる．なお，医療機関によっては，分量を 1 回量，すなわち「1 枚」とし，「1 回 1 枚　4 回分　72 時間ごとに貼り替え」と示す場合がある．薬袋に入れるべき外用薬の数は 4 枚である．

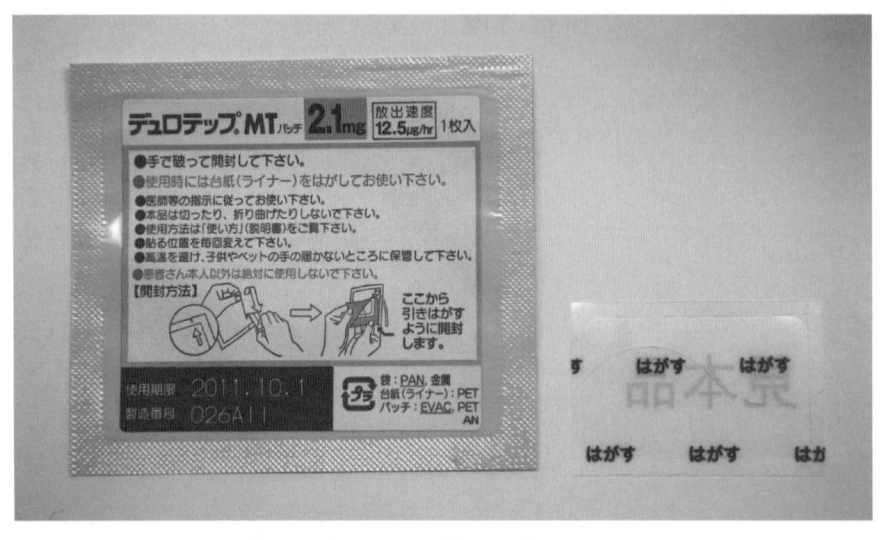

写真 8　デュロテップ MT パッチ 2.1 mg

```
┌─────────────────────────────────────────┐
│                                         │
│         外　用　薬      袋の数          │
│                        No. 1 － 1       │
│                                         │
│         ××　一郎 様                    │
│                                         │
│    用　法   1日  1 回 4 用(回)分        │
│      朝・昼・夕・就寝前・(  )時間毎・(   ) │
│      1回( 1 )個・⦿・滴・mL・吸入・噴霧・(  ) │
│                                         │
│    ┌──┐                                │
│    │貼付│吸入・うがい・点眼・点鼻・塗布・(  )内挿入│
│    └──┘                                │
│      その他(このお薬の使い方など)       │
│         ┌─────────────┐                │
│         │  72時間ごとに  │                │
│         │  貼り替えてください。│          │
│         └─────────────┘                │
│                                         │
│      ○○○○病院薬剤部    ┌薬剤師┐    │
│      〒105-○○○○ 東京都港区六本木○○ │ ㊞ │    │
│      調剤年月日: 平成 22年 2月 14日 └───┘  │
│                                         │
└─────────────────────────────────────────┘

図17　例題5の薬袋の解答
```

【 例 題 6 】薬袋に入れるべき外用薬の数を求めなさい．また，巻末付録1〜3のいずれかの薬袋を用いて薬袋を作成しなさい．ただし，1袋あたり7枚入りの製剤が選択されるとする．

```
ケトプロフェンパップ剤 30mg            28枚
1日2回  右肩に貼付
```

【 解 答 】4袋

【 解 説 】
　「ケトプロフェン」は一般名である．パップ剤が剤形，30 mg が規格を示す．「28枚」が分量である．ケトプロフェンについては，複数の製薬会社から，さまざまな商品名で，さまざまな剤形，規格のものが市販されている．ケトプロフェンを 30 mg 含有するパップ剤に限定しても多くのものがあり，例えば，「モーラスパップ 30 mg」などがある．包装形態も多様であり，

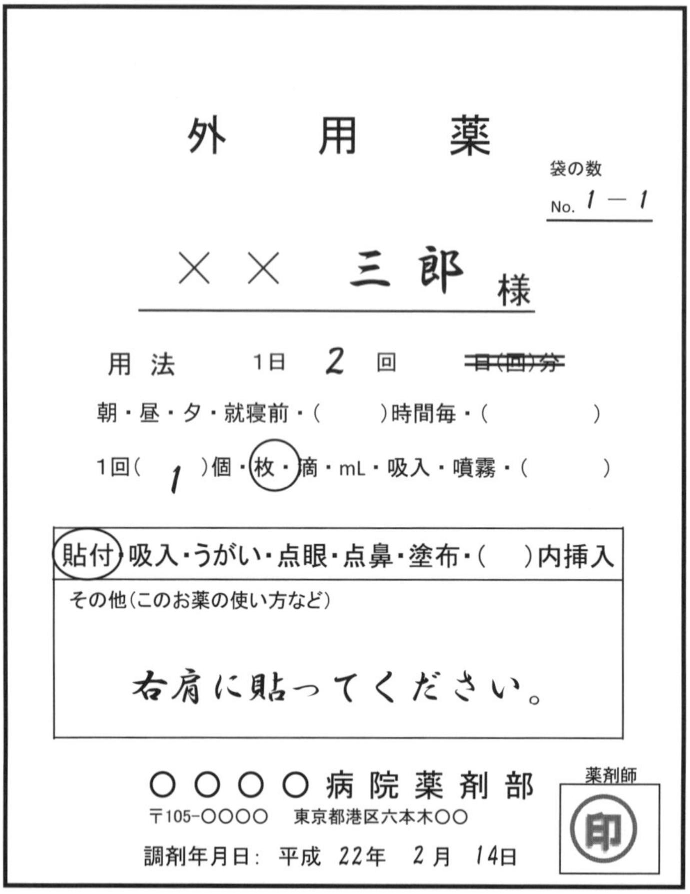

図18　例題6の薬袋の解答

6枚/袋，7枚/袋，14枚/袋のものなどが市販されている．

　処方せんにある分量は投与総量を示す．薬袋に入れるべき外用薬の数は，7枚/袋の製剤を選択するので，4袋となる．

【 例 題 7 】薬袋に入れるべき外用薬の数を求めなさい．また，巻末付録1～3のいずれかの薬袋を用いて薬袋を作成しなさい．

ボルタレンサポ 50 mg　　　　　　　　　　　　　　　4個
1回1個　疼痛時（1日2回まで）　冷所に保存

【 解　答 】4個

【 解　説 】

　「ボルタレンサポ 50 mg」が医薬品名である．ボルタレンが商品名，サポが剤形（坐剤の意），50 mg が規格を示す．「4個」が分量である．一般名をジクロフェナクナトリウムといい，本剤は，1個あたりジクロフェナクナトリウム 50 mg を含有する．

　処方せんにある分量は投与総量を示す．この処方は頓用処方である．処方せんには「1回1個　疼痛時（1日2回まで）」とあるので，これに従って使用するよう患者に指導する．なお，医療機関によっては，分量を1回量，すなわち「1個」とし，「1回1個　4回分　疼痛時（1日2回まで）」と示す場合がある．薬袋に入れるべき坐剤の数は4個である．

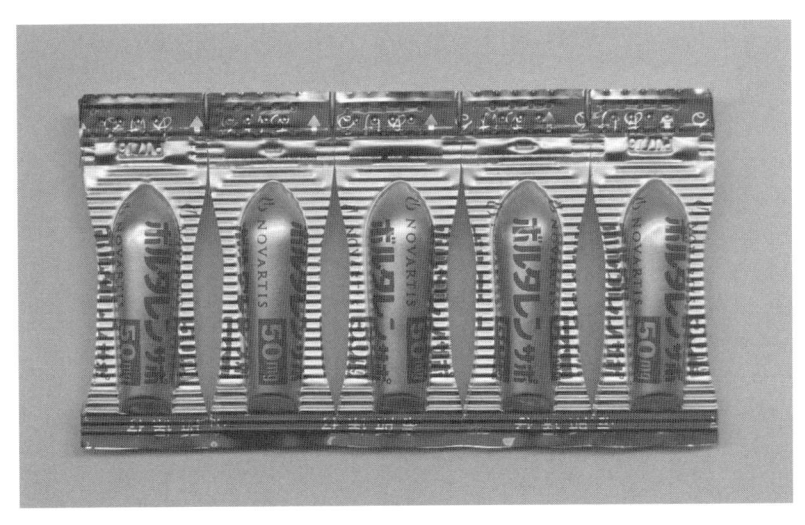

写真 9　ボルタレンサポ 50 mg

```
┌─────────────────────────────────────────┐
│                                         │
│       外 　 用 　 薬      袋の数         │
│                            No. 1－1     │
│                                         │
│         ×× 太郎 様                      │
│                                         │
│    用 法   ~~1日~~  ~~回~~ 4 ~~回~~ 分  │
│     朝・昼・夕・就寝前・(　)時間毎・(　)│
│     1回( 1 )㊛・枚・滴・mL・吸入・噴霧・(　)│
│  ┌─────────────────────────────────┐   │
│  │貼付・吸入・うがい・点眼・点鼻・塗布・(㊛肛門)内挿入│ │
│  │その他(このお薬の使い方など)      │   │
│  │   痛い時に使用して下さい。       │   │
│  │  (1日2回まで)   冷所に保存       │   │
│  └─────────────────────────────────┘   │
│     ○○○○病院薬剤部       ┌薬剤師┐  │
│     〒105-○○○○　東京都港区六本木○○│㊞│  │
│     調剤年月日：平成 22年 2月 14日 └──┘  │
└─────────────────────────────────────────┘
```

図19　例題7の薬袋の解答

【 例 題 8 】薬袋に入れるべき外用薬の数を求めなさい．また，巻末付録1～3のいずれかの薬袋を用いて薬袋を作成しなさい．

ミオコールスプレー 0.3 mg　　　　　　　　　　1本
1回1噴霧　発作時　舌下に噴霧

【 解　答 】1本

【 解　説 】

「ミオコールスプレー 0.3 mg」が医薬品名である．ミオコールが商品名，スプレーが剤形（エアゾール製剤の意），0.3 mg が規格を示す．「1本」が分量である．有効成分はニトログリセリンであり，1噴霧中，ニトログリセリン 0.3 mg を含有する．

処方せんにある分量は投与総量を示す．この処方は頓用処方である．処方せんには「1回1噴霧　発作時　舌下に噴霧」とあるので，これに従って使用するよう患者に指導する．なお，添付文書には100回用とされており，患者にはこのことを伝えておく必要がある．薬袋に入れるべき外用薬の数は1本である．

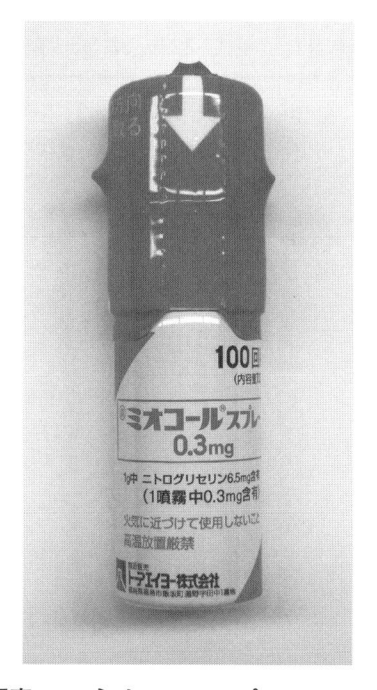

写真10　ミオコールスプレー 0.3 mg

```
┌─────────────────────────────────────────┐
│                                         │
│       外  用  薬          袋の数         │
│                          No. 1 − 1      │
│                                         │
│       ××   梅子  様                    │
│   ─────────────────                     │
│                                         │
│   用 法   ～~~~100~~(~回)分             │
│       朝・昼・夕・就寝前・(  )時間毎・(    ) │
│       1回( 1 )個・枚・滴・mL・吸入・(噴霧)・(    ) │
│                                         │
│  ┌──────────────────────────────────┐   │
│  │貼付・吸入・うがい・点眼・点鼻・塗布・(  )内挿入│   │
│  │ その他(このお薬の使い方など)         │   │
│  │   発作時                            │   │
│  │   舌下に噴霧してください。           │   │
│  └──────────────────────────────────┘   │
│                                         │
│        ○○○○病院薬剤部      薬剤師    │
│        〒105-○○○○ 東京都港区六本木○○  ㊞  │
│        調剤年月日: 平成 22年 2月 14日    │
│                                         │
└─────────────────────────────────────────┘
```

図20　例題8の薬袋の解答

練習問題 1：薬袋に入れるべき外用薬の数を求めなさい．また，巻末付録 1 〜 3 のいずれかの薬袋を用いて薬袋を作成しなさい．

```
ロキソニンテープ 50mg（7 枚/袋）            21 枚
1 日 1 回　腰部に貼付
```

練習問題 2：薬袋に入れるべき外用薬の数を求めなさい．また，巻末付録 1 〜 3 のいずれかの薬袋を用いて薬袋を作成しなさい．

```
ホクナリンテープ 2mg                        7 枚
1 日 1 回　1 回 1 枚　就寝前　胸部に貼付
```

練習問題 3：薬袋に入れるべき外用薬の数を求めなさい．また，巻末付録 1 〜 3 のいずれかの薬袋を用いて薬袋を作成しなさい．なお，本剤は，1 本あたり 20 g の軟膏入りチューブとして市販されている．

```
ジメチルイソプロピルアズレン軟膏 0.033%     100g
1 日 3 回　患部に適量を塗布
```

練習問題 4：薬袋に入れるべき外用薬の数を求めなさい．また，巻末付録 1 〜 3 のいずれかの薬袋を用いて薬袋を作成しなさい．

```
フルナーゼ点鼻液 50μg 28 噴霧用             2 本
1 日 2 回　両鼻腔に 1 回 1 噴霧ずつ
```

練習問題 5：薬袋に入れるべき外用薬の数を求めなさい．また，巻末付録 1 ～ 3 のいずれかの薬袋を用いて薬袋を作成しなさい．

```
ブデソニド 100μg タービュヘイラー 112 吸入      2 本
1 日 2 回   1 回 1 吸入
```

練習問題 6：薬袋に入れるべき外用薬の数を求めなさい．また，巻末付録 1 ～ 3 のいずれかの薬袋を用いて薬袋を作成しなさい．なお，本剤は，1 本あたり 3 g の軟膏入りチューブとして市販されている．

```
ムピロシンカルシウム水和物鼻腔用軟膏 2%      3 g
1 日 3 回   3 日間   鼻腔内に適量を塗布
```

練習問題 7：薬袋に入れるべき外用薬の数を求めなさい．また，巻末付録 1 ～ 3 のいずれかの薬袋を用いて薬袋を作成しなさい．なお，本剤は，1 本あたり 3.5 g の軟膏入りチューブとして市販されている．

```
オフロキサシン眼軟膏 0.3%                    7 g
1 日 3 回   右目に適量を塗布
```

練習問題 8：薬袋に入れるべき外用薬の数を求めなさい．また，巻末付録 1 ～ 3 のいずれかの薬袋を用いて薬袋を作成しなさい．

```
ニトロダーム TTS 25mg                       21 枚
1 日 1 回   1 回 1 枚   胸部に貼付
```

練習問題 9：薬袋に入れるべき外用薬の数を求めなさい．また，巻末付録 1 ～ 3 のいずれかの薬袋を用いて薬袋を作成しなさい．

MS 冷シップ「タカミツ」（5 枚/袋）　　　　　40 枚
1 日 2 回　1 回 1 枚　右足首に貼付

練習問題 10：薬袋に入れるべき外用薬の数を求めなさい．また，巻末付録 1 ～ 3 のいずれかの薬袋を用いて薬袋を作成しなさい．なお，本剤は，1 本あたり 10 g の軟膏入りチューブとして市販されている．

ゲンタシン軟膏 0.1%　　　　　　　　　　　30g
1 日 2 回　左手に適量を塗布

練習問題 11：薬袋に入れるべき外用薬の数を求めなさい．また，巻末付録 1 ～ 3 のいずれかの薬袋を用いて薬袋を作成しなさい．なお，本剤は，1 本あたり 5 g の軟膏入りチューブとして市販されている．

アンテベート軟膏 0.05%　　　　　　　　　25g
1 日 2 回　患部に適量を塗布

練習問題 12：薬袋に入れるべき外用薬の数を求めなさい．また，巻末付録 1 ～ 3 のいずれかの薬袋を用いて薬袋を作成しなさい．

ナウゼリン坐剤 10mg　　　　　　　　　　6 個
1 回 1 個　吐き気時（1 日 2 回まで）　肛門内に挿入

練習問題 13：薬袋に入れるべき外用薬の数を求めなさい．また，巻末付録 1 ～ 3 のいずれかの薬袋を用いて薬袋を作成しなさい．

```
テレミンソフト坐剤 10mg                    4 個
 1 回 1 個　便秘時　肛門内に挿入
```

練習問題 14：薬袋に入れるべき外用薬の数を求めなさい．また，巻末付録 1 ～ 3 のいずれかの薬袋を用いて薬袋を作成しなさい．

```
レスキュラ点眼液（0.12%、5mL）             10mL
 1 日 2 回　1 回 1 滴　両眼に点眼　冷所に保存
```

練習問題 15：薬袋に入れるべき外用薬の数を求めなさい．また，巻末付録 1 ～ 3 のいずれかの薬袋を用いて薬袋を作成しなさい．

```
タリビッド耳科用液（0.3%、5mL）            5mL
 1 日 2 回　1 回 6 ～ 10 滴　右耳に点耳
  点耳後は 10 分間横になり耳浴する
```

3. 注射剤

　注射剤は，「皮膚内又は皮膚若しくは粘膜を通して体内に直接適用する医薬品の溶液，懸濁液，乳濁液又は用時溶剤に溶解若しくは懸濁して用いるもので，無菌の製剤」と第十五改正日本薬局方に定義されている．また，包装形態も様々であるが，主にバイアル，アンプル，シリンジ，バッグを使用している製剤がほとんどである．注射剤処方せんにある分量は1回量を示す．ただし，自己注射用の場合は投与総量である．

　通常，用法（1日の回数），用量などが記載される．ここでは，注射剤の計数調剤，すなわち注射剤処方せんに基づいて注射剤を取り揃えるために必要な計算について解説する．なお，注射剤を取り揃えた後の混合調製については，「Ⅱ．計量調剤」において述べる．

【 例題 1 】取り揃えるべき注射剤の数を求めなさい．

　　フロセミド注射液20mg　　　　　　　　1アンプル
　　1日1回　朝　静脈内投与

【 解 答 】1本

【 解 説 】
　「フロセミド」は一般名である．注射液が剤形，20 mgが規格を示す．「1アンプル」が分量である．フロセミドについては，複数の製薬会社から，さまざまな商品名で，さまざまな剤形，規格のものが市販されており，例えば，「ラシックス注20 mg」などがある．
　注射剤処方せんにある分量は1回量を示す．注射剤処方せんには「1日1回　朝　静脈内投与」とあるので，取り揃えるべきアンプルの数は1本である．

【 例題 2 】取り揃えるべき注射剤の数を求めなさい．

　　ノボリン30R注フレックスペン　　　　　　　2本
　　1日2回　皮下投与（朝食30分前8単位、
　　　　　　　　　　　　夕食30分前8単位）

【 解 答 】2本

【 解　説 】

「ノボリン 30R 注フレックスペン」が医薬品名である．ノボリンが商品名，注が剤形を示す．自己注射用ペン型インスリン製剤である．1 シリンジ，3 mL 中に 300 単位を含有する．30R は速効型インスリンと中間型インスリンが 3：7 の比率で含まれることを意味する．40R，50R も市販されているが，いずれも，1 シリンジ，3 mL 中に 300 単位を含有する．

注射剤処方せんにある分量は投与総量を示す．注射剤処方せんには「1 日 2 回　皮下投与（朝食 30 分前 8 単位，夕食 30 分前 8 単位）」とあるので，これに従って使用するよう患者に指導する．取り揃えるべき注射剤の数は 2 本である．

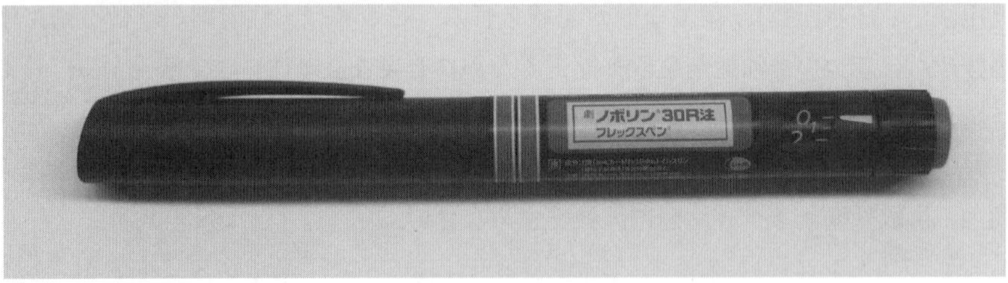

写真 11　ノボリン 30R 注フレックスペン

【 例題 3 】取り揃えるべき注射剤の数を求めなさい．なお，本剤は，1 アンプル，5 mL あたりフルオロウラシル 250 mg を含む製剤である．

```
5-FU 注 250 協和                                         870mg（成分量）
1 日 1 回　点滴静注
生理食塩液 50mL と混合し、15 分で投与
```

【 解　答 】4 本

【 解　説 】

「5-FU 注 250 協和」が医薬品名である．5-FU は略号であり，一般名はフルオロウラシルである．注が剤形，250 が規格を示す．1 アンプル，5 mL あたりフルオロウラシルが 250 mg 含有されている．また，「870 mg」は分量であるが，この注射剤処方せんでは成分量が記載されている．

注射剤処方せんにある分量は 1 回量を示す．注射剤処方せんには「1 日 1 回　静脈内投与　生理食塩液 50 mL と混合し，15 分で投与」とあるので，注射薬の混合調製（ミキシング）が行われ，静脈内投与が行われる．ここでは，分量を 1 アンプルあたりの含有量で除してアンプル数を求める．3.48 アンプル（＝ 870 mg ÷ 250 mg）と算出されるので，取り揃えるべきアンプルの数は 4 本である．

【 例題 4 】取り揃えるべき注射剤の数を求めなさい．なお，本剤は，1 バイアルあたりオキサリプラチン 50 mg を含む凍結乾燥製剤である．

オキサリプラチン注射用 50mg　　　　　　　135mg（成分量）
1 日 1 回　点滴静注
5％ブドウ糖注射液 250mL と混合し，2 時間かけて投与

【 解　答 】3 本

【 解　説 】
「オキサリプラチン」は一般名である．注射用が剤形，50 mg が規格を示す．1 バイアルあたりオキサリプラチンが 50 mg 含有されている．凍結乾燥製剤である．また，「135 mg」は分量であるが，この注射剤処方せんでは成分量が記載されている．

注射剤処方せんにある分量は 1 回量を示す．注射剤処方せんには「1 日 1 回　点滴静注　5％ブドウ糖注射液 250 mL と混合し，2 時間かけて投与」とあるので，注射薬の混合調製（ミキシング）が行われ，静脈内投与が行われる．ここでは，分量を 1 バイアルあたりの含有量で除してバイアル数を求める．2.7 バイアル（＝ 135 mg ÷ 50 mg）と算出されるので，取り揃えるべきバイアルの数は 3 本である．

練習問題 1：取り揃えるべき注射剤の数を求めなさい．なお，本剤は，バイアル上部に溶解液 8 mL，バイアル下部にヒドロコルチゾンコハク酸エステルナトリウム 500 mg を含むキット製剤である．

ソル・コーテフ静注用 500mg　　　　　　　　　　1g（成分量）
1 日 1 回　点滴静注
5％ブドウ糖注射液 250mL と混合し、30 分で投与

練習問題 2：取り揃えるべき注射剤の数を求めなさい．

バンコマイシン塩酸塩点滴静注用 0.5g　　　　　750mg（成分量）
注射用水（20mL）　　　　　　　　　　　　　　10mL
1 日 1 回　点滴静注
生理食塩液 100mL と混合し、60 分かけて投与

練習問題 3：取り揃えるべき 1 日分の注射剤の数を求めなさい．

セフメタゾールナトリウム静注用 0.25g　　　　　1g（成分量）
1 日 2 回　12 時間ごと　静脈内投与
生理食塩液 10mL に溶解し、緩徐に投与

練習問題 4：取り揃えるべき 1 日分の注射剤の数を求めなさい．なお，本剤は，1 バッグあたりセフメタゾールナトリウム 1 g と生理食塩液 100 mL からなるバッグ製剤である．

セフメタゾールナトリウム点滴静注用バッグ 1g　　　2g（成分量）
1 日 2 回　12 時間ごと　点滴静注

練習問題 5：取り揃えるべき注射剤の数を求めなさい．なお，本剤は，1アンプル，5 mLあたりカルバゾクロムスルホン酸ナトリウム水和物 25 mg を含む製剤である．

```
アドナ注（静脈用）25mg            25mg（成分量）
1日1回　朝　点滴静注
生理食塩液 100mL に混合し、30 分かけて投与
```

練習問題 6：取り揃えるべき注射剤の数を求めなさい．

```
ソルデム3A（500mL）              500mL
タチオン注射用 200mg              200mg（成分量）
注射用水（20mL）                  5mL
1日1回　朝　点滴静注　120 分かけて投与
```

練習問題 7：取り揃えるべき注射剤の数を求めなさい．

```
ビタメジン静注用                  1 バイアル
注射用水（20mL）                  5mL
1日1回　朝　点滴静注
生理食塩液 100mL に混合し、30 分かけて投与
```

練習問題 8：取り揃えるべき注射剤の数を求めなさい．なお，本剤は，1アンプル，1 mL あたりモルヒネ塩酸塩 10 mg を含む製剤である．

モルヒネ塩酸塩注射液 10mg　　　　　　　30mg（成分量）
生理食塩液（50mL）　　　　　　　　　　21mL
24 時間持続静注
生理食塩液 21mL に混合し、1mL/時間で投与

練習問題 9：取り揃えるべき注射剤の数を求めなさい．なお，本剤は，1バイアル，5 mL あたりゾレドロン酸水和物 4.264 mg（ゾレドロン酸として 4.0 mg）を含む製剤である．

ゾメタ点滴静注用 4mg　　　　　　　4mg（ゾレドロン酸として）
1日1回　点滴静注
生理食塩液 100mL に混合し、15 分以上かけて投与

練習問題 10：取り揃えるべき注射剤の数を求めなさい．なお，本剤は，1アンプル，2 mL あたりクロルプロマジン塩酸塩 10 mg を含む製剤である．

コントミン筋注 10mg　　　　　　　25mg(成分量)
麻酔前投与　緩徐に筋肉内投与

練習問題 11：取り揃えるべき1日分の注射剤の数を求めなさい．なお，本剤は，1バッグ，250 mL あたりアミノフィリン水和物 250 mg を含む製剤である．

ネオフィリン注点滴用バッグ 250mg　　　　　　　250mL
1日2回　点滴静注

練習問題 12：取り揃えるべき注射剤の数を求めなさい．

サクシゾン静注用 500mg　　　　　　　1000mg（成分量）
1日1回　点滴静注
生理食塩液 100mL で溶解し、30 分かけて投与

練習問題 13：取り揃えるべき1日分の注射剤の数を求めなさい．なお，本剤は，1アンプル，2mL あたりフラビンアデニンジヌクレオチドナトリウムをフラビンアデニンジヌクレオチド（FAD）として 20 mg 含む製剤である．

フラビタン注射液 20mg　　　　　　　4mL
1日2回　緩徐に静脈内投与

練習問題 14：取り揃えるべき1日分の注射剤の数を求めなさい．なお，本剤は，1アンプルあたり，ロキサチジン酢酸エステル塩酸塩 75 mg を含む凍結乾燥製剤である．

アルタット注 75　　　　　　　　　　75mg（成分量）
1日2回　12 時間ごと　静脈内投与
生理食塩液 20mL で溶解し、緩徐に投与

練習問題 15：取り揃えるべき1日分の注射剤の数を求めなさい．

ペントシリン注射用 1g　　　　　　　2g（成分量）
1日2回　12 時間ごと　点滴静注
5%ブドウ糖注射液 100mL で溶解し、1 時間かけて投与

第3章

計量調剤

1. 散剤（顆粒剤，細粒剤も含む）

　散剤の調剤は，そのほとんどが，秤量に基づいて調製する計量調剤にて行われる．ここで，秤取量を正しく算出することが必要となる．秤取量の算出においては，対象となる散剤について，① 原末と希釈散の別，② 分量の製剤量と成分量の別，③ 分量の単位，を見極めることが重要となる．

　有効成分量が調剤用天秤の感量（100 mg）以下で用いられ，秤量，分割，分包において大きな誤差を生じる場合，有効成分に賦形剤等を加えて使用上便利な濃度に希釈して用いる．これを希釈散といい，一方，有効成分のみからなる散剤を原末（あるいは原末製剤）という．なお，希釈散は倍散ともいうが，最近では希釈散ということが多い．

　希釈散中の有効成分の含量は，1 g あたりの質量または質量百分率（w/w％，単に％）で示される．例えば，「バルプロ散ナトリウム細粒 20 ％」の場合，細粒 1 g 中にバルプロ散ナトリウム 200 mg が含まれる．1 g 中 200 mg 含有＝ 100 g 中 20 g 含有なので，20 ％と表記される．

　処方せんにある分量は，内服薬の場合は1日量，頓服薬の場合は1回量である．散剤の場合，原則として，成分量を示す．したがって，希釈散の場合，処方せんにある分量から秤量すべき散剤製剤の量（製剤量）に換算しなければならない．

【 例 題 1 】秤取量を求めなさい．

```
酸化マグネシウム                    2 g
1日3回  毎食後  28日分
```

【 解　答 】56 g

【 解　説 】
　「酸化マグネシウム」は一般名である．複数の製薬会社から，さまざまな商品名で，さまざまな剤形，規格のものが販売されているが，この場合は，原末製剤として投与する．「2 g」が分量である．
　処方せんにある分量は1日量を示す．処方せんには「1日3回　毎食後　28日分」とあるので，秤取量は56 g（= 2 g/日 × 28日）となる．

【 例 題 2 】秤取量を求めなさい．

```
ジアゼパム散 1 %                    2 mg（成分量）
1日3回  毎食後  14日分
```

【 解　答 】2.8 g

【 解　説 】
　「ジアゼパム」は一般名である．散が剤形，1 %が規格を示す．「2 mg」が分量である．成分量で記載されている．ジアゼパム散1 %は，1 g中にジアゼパムを10 mg含有する．1 g中10 mg含有 = 100 g中1 g含有なので1 %と表記される．
　処方せんにある分量は1日量を示す．

　以下，秤取量の計算例を示す．
① 「ジアゼパム散1 %」1日2 mgは，製剤量として，0.2 g/日（= 2 mg/日 ÷ 10 mg/g）に相当する．1回の服用量は，0.067 g/回（= 0.2 g/日 ÷ 3回/日）となる．処方せんには「1日3回　毎食後　14日分」とあるので，「ジアゼパム散1 %」の秤取量は2.8 g（= 0.2 g/日 × 14日）となる．
② 処方せんには「1日3回　毎食後　14日分」とあるので，ジアゼパムの投与総量は，28 mg（= 2 mg/日 × 14日）となる．本剤は，1 g中にジアゼパム10 mgを含有するので，秤取量は

2.8 g（＝ 28 mg ÷ 10 mg/g）となる．全服用回数は，42回（＝ 3回/日 × 14日）となり，1回の服用量は，0.067 g/回（＝ 2.8 g ÷ 42回）となる．

1回の服用量が 0.067 g と少量になるので，このような場合，通常，賦形剤を追加する．賦形剤の追加については，施設ごとに検討され，設定されている．例えば，以下のような方法である．

1) 1日分の服用量が 0.5 g 以下
　　1日分あたり 0.3 ～ 1.0 g の賦形剤を加える．
2) 1回分の服用量が 0.2 g 以下
　　1回分あたり 0.2 ～ 0.5 g の賦形剤を加える．
3) 1回分の服用量が 0.3 g 以下
　　1回分の服用量が 0.3 g となるように適量の賦形剤を加える．

仮に，1) の方法に従い，1日分あたり 1.0 g の賦形剤を加えるのであるならば，「ジアゼパム散 1 %」2.8 g を秤取し，それに賦形剤 14.0 g（＝ 1.0 g/日 × 14日）を追加し，合計 16.8 g を 42 回分に分割する．1回の服用量は 0.4 g/回（＝ 16.8 g ÷ 42回）となる．

【 例題 3 】秤取量を求めなさい．

ジゴシン散 0.1％　　　　　　　　　0.2 mg（成分量）
1日1回　朝食後　14日分

【 解 答 】2.8 g

【 解 説 】
「ジゴシン散 0.1 %」が医薬品名である．ジゴシンが商品名，散が剤形，0.1 % が規格を示す．「0.2 mg」が分量である．成分量で記載されている．一般名をジゴキシンといい，本剤は，1 g 中にジゴキシン 1 mg を含有する．
処方せんにある分量は1日量を示す．

以下，秤取量の計算例を示す．
① 「ジゴシン散 0.1 %」1日 0.2 mg は，製剤量として，0.2 g/日（＝ 0.2 mg/日 ÷ 0.1 mg/g）に相当する．処方せんには「1日1回　朝食後　14日分」とあるので，「ジゴシン散 0.1 %」の秤取量は 2.8 g（＝ 0.2 g/日 × 14日）となる．
② 処方せんには「1日1回　朝食後　14日分」とあるので，ジゴキシンの投与総量は，2.8 mg（＝ 0.2 mg/日 × 14日）となる．本剤は，1 g 中にジゴキシン 1 mg を含有するので，秤取量は 2.8 g（＝ 2.8 mg ÷ 1 mg/g）となる．

【例題 4】秤取量を求めなさい．

```
フェノバルビタール散 10%          50mg（成分量）
1日1回　就寝前　7日分
```

【解　答】3.5 g

【解　説】
「フェノバルビタール」は一般名である．散が剤形，10％が規格を示す．「50 mg」が分量である．成分量で記載されている．フェノバルビタール散 10％は，1 g 中にフェノバルビタールを 100 mg 含有する．

処方せんにある分量は 1 日量を示す．

以下，秤取量の計算例を示す．
① 「フェノバルビタール散 10％」1 日 50 mg は，製剤量として，0.5 g/日（＝ 50 mg/日 ÷ 100 mg/g）に相当する．処方せんには「1日1回　就寝前　7日分」とあるので，「フェノバルビタール散 1％」の秤取量は 3.5 g（＝ 0.5 g/日 × 7 日）となる．
② 処方せんには「1日1回　就寝前　7日分」とあるので，フェノバルビタールの投与総量は，350 mg（＝ 50 mg/日 × 7 日）となる．本剤は，1 g 中にフェノバルビタール 100 mg を含有するので，秤取量は 3.5 g（＝ 350 mg ÷ 100 mg/g）となる．

【例題 5】秤取量を求めなさい．

```
カルバマゼピン細粒 50%           120mg（成分量）
1日3回　毎食後　14日分
```

【解　答】3.36 g

【解　説】
「カルバマゼピン」は一般名である．細粒が剤形，50％が規格を示す．「120 mg」が分量である．成分量で記載されている．カルバマゼピン細粒 50％は，1 g 中にカルバマゼピンを 500 mg 含有する．

処方せんにある分量は 1 日量を示す．

以下，秤取量の計算例を示す．
① 「カルバマゼピン細粒50％」1日120 mgは，製剤量として，0.24 g/日（＝120 mg/日÷500 mg/g）に相当する．1回の服用量は，0.08 g/回（＝0.24 g/日÷3回/日）となる．処方せんには「1日3回 毎食後 14日分」とあるので，秤取量は3.36 g（＝0.24 g/日×14日）となる．
② 処方せんには「1日3回 毎食後 14日分」とあるので，カルバマゼピンの投与総量は，1,680 mg（＝120 mg/日×14日）となる．本剤は，1 g中にカルバマゼピン500 mgを含有するので，秤取量は3.36 g（＝1,680 mg÷500 mg/g）となる．全服用回数は，42回（＝3回/日×14日）となり，1回の服用量は，0.08 g/回（＝3.36 g÷42回）となる．

1回の服用量が0.08 gと少量になるので，通常，賦形剤を追加する．

【例題6】秤取量を求めなさい．なお，乳糖は1日の全量が0.6 gとなるように加えるものとする．

カルバマゼピン細粒 50％　　　　　　160 mg（成分量）
乳糖　　　　　　　　　　　　　　　適量
1日3回　毎食後　14日分

【解　答】カルバマゼピン細粒50％　4.48 g
　　　　　乳糖　3.92 g

【解　説】
カルバマゼピン細粒50％は，1 g中にカルバマゼピンを500 mg含有する．
処方せんにある分量は1日量を示す．

以下，秤取量の計算例を示す．
① 「カルバマゼピン細粒50％」1日160 mgは，製剤量として，0.32 g/日（＝160 mg/日÷500 mg/g）に相当する．処方せんには「1日3回 毎食後 14日分」とあるので，「カルバマゼピン細粒50％」の秤取量は4.48 g（＝0.32 g/日×14日）となる．1日の全量を0.6 gとするので，乳糖の秤取量は，3.92 g（＝{0.6 g/日－0.32 g/日}×14日）となる．
② 処方せんには「1日3回 毎食後 14日分」とあるので，カルバマゼピンの投与総量は，2,240 mg（＝160 mg/日×14日）となる．本剤は，1 g中にカルバマゼピン500 mgを含有するので，秤取量は4.48 g（＝1,680 mg÷500 mg/g）となる．1日の全量を0.6 gとするので，14日分の全量は8.4 g（＝0.6 g/日×14日）となり，乳糖の秤取量は，3.92 g（＝8.4 g－4.48 g）となる．

練習問題 1：秤取量を求めなさい．

> セフカペンピボキシル塩酸塩水和物細粒 10%　300mg（成分量）
> 1日3回　毎食後　7日分

練習問題 2：秤取量を求めなさい．

> ミノサイクリン塩酸塩顆粒 2%　　　　　　200mg（成分量）
> 1日2回　朝夕食後　5日分

練習問題 3：秤取量を求めなさい．

> アセトアミノフェン細粒 20%　　　　　　300mg（成分量）
> 疼痛時　5回分

練習問題 4：秤取量を求めなさい．

> ジピリダモール散 12.5%　　　　　　　　75mg（成分量）
> 1日3回　毎食後　14日分

練習問題 5：秤取量を求めなさい．

> アスベリン散 10%　　　　　　　　　　　90mg（成分量）
> 1日3回　毎食後　4日分

練習問題 6：秤取量を求めなさい．

```
アレビアチン散 10%            300mg（成分量）
1日3回  毎食後  4日分
```

練習問題 7：秤取量を求めなさい．

```
テオドールドライシロップ 20%      150mg（成分量）
1日2回  朝食後および就寝前  4日分
```

練習問題 8：秤取量を求めなさい．

```
ペリアクチン散 1%              8mg（成分量）
1日3回  毎食後  4日分
```

練習問題 9：秤取量を求めなさい．

```
メジコン散 10%               45mg（成分量）
1日3回  毎食後  4日分
```

練習問題 10：秤取量を求めなさい．

```
テグレトール細粒 50%          250mg（成分量）
1日2回  朝夕食後  4日分
```

練習問題 11：秤取量を求めなさい．なお，本剤は，1.2 g 中に鉄として 100 mg を含有する製剤である．

```
フェロミア顆粒 8.3%            200mg（鉄として）
1日2回  朝夕食後  14日分
```

練習問題 12：秤取量を求めなさい．

```
ジルテックドライシロップ 1.25%      10mg（成分量）
1日2回  朝食後および就寝前  15日分
```

練習問題 13：秤取量を求めなさい．なお，DS は，ドライシロップの意味である．

```
ムコソルバン DS 3%              45mg（成分量）
1日3回  毎食後  7日分
```

練習問題 14：秤取量を求めなさい．なお，DS は，ドライシロップの意味である．

```
ムコダイン DS 33.3%            600mg（成分量）
1日3回  毎食後  5日分
```

練習問題 15：秤取量を求めなさい．

```
ピリナジン末                    0.3g
発熱時  1日2回まで   6回分
```

2. 液　剤

　液剤の調剤は，そのほとんどが，秤量に基づいて調製する計量調剤にて行われる．ここで，散剤と同様，秤取量を正しく算出することが必要となる．秤取量の算出においては，対象としている液剤について，①濃度，②分量の製剤量と成分量の区別，③分量の単位，を見極めること，さらには，適当な容器の選択が重要となる．

　ほとんどの液剤において，有効成分の含量は，溶液 100 mL 中に溶けている溶質の g 数，すなわち質量対容量百分率（w/v%）で示される．例えば，「メフェナム酸シロップ（3.25 %）」の場合，1 mL 中にメフェナム酸 32.5 mg が含まれる．1 mL 中 32.5 mg 含有 = 100 mL 中 3.25 g 含有なので，3.25 % と表記される．

　処方せんにある分量は，原則として，液剤の製剤量で記載される．しかしながら，成分量で示される場合も少なくない．後者の場合，処方せんにある分量から秤量すべき液剤の製剤量に換算しなければならない．

【 例 題 1 】秤取量を求めなさい．

　　シプロヘプタジン塩酸塩水和物シロップ 0.04 %　　30 mL
　　1 日 3 回　毎食後　7 日分

【 解 答 】秤取量　210 mL

【 解 説 】
　「シプロヘプタジン塩酸塩水和物」は一般名である．シロップが剤形，0.04 % が規格を示す．「30 mL」が分量である．製剤量で示されている．本剤は，1 mL 中にシプロヘプタジン塩酸塩水和物 0.4 mg（無水物として）を含有する．1 mL 中 0.4 mg 含有 = 100 mL 中 0.04 g 含有なので 0.04 % と表記される．

　処方せんにある分量は 1 日量を示す．処方せんには「1 日 3 回　毎食後　7 日分」とあるので，秤取量は 210 mL（= 30 mL/日 × 7 日）となる．

【例題 2】秤取量を求めなさい．

ブロムヘキシン塩酸塩シロップ 0.08%　　　2.6mg（成分量）
1日3回　毎食後　7日分

【解　答】秤取量　22.75 mL

【解　説】
「ブロムヘキシン塩酸塩」は一般名である．シロップが剤形，0.08％が規格を示す．「2.6 mg」が分量である．成分量で示されている．本剤は，1 mL 中にブロムヘキシン塩酸塩 0.8 mg を含有する．1 mL 中 0.8 mg 含有＝100 mL 中 0.08 g 含有なので 0.08％と表記される．
　処方せんにある分量は1日量を示す．

以下，秤取量の計算例を示す．
① 「ブロムヘキシン塩酸塩シロップ 0.08％」1日 2.6 mg は，製剤量として，3.25 mL/日（＝ 2.6 mg/日 ÷ 0.8 mg/mL）に相当する．処方せんには「1日3回　毎食後　7日分」とあるので，「ブロムヘキシン塩酸塩シロップ 0.08％」の秤取量は 22.75 mL（＝ 3.25 mL/日 × 7日）となる．
② 処方せんには「1日3回　毎食後　7日分」とあるので，ブロムヘキシン塩酸塩の投与総量は，18.2 mg（＝ 2.6 mg/日 × 7日）となる．本剤は，1 mL 中にブロムヘキシン塩酸塩 0.8 mg を含有するので，秤取量は 22.75 mL（＝ 18.2 mg ÷ 0.8 mg/mL）となる．

【例題 3】秤取量と1回服用量を求めなさい．なお，1回服用量が mL 単位で整数となるように，最小限の精製水を加えるものとする（図21）．

カロナールシロップ 2%　　　　　110mg（成分量）
精製水　　　　　　　　　　　　　適量
発熱時　6回分

【解　答】カロナールシロップ 2%　　33 mL
　　　　　精製水　　　　　　　　　3 mL
　　　　　1回服用量　　　　　　　6 mL

第 3 章　計量調剤

【 解　説 】

「カロナールシロップ 2 ％」が医薬品名である．カロナールが商品名，シロップが剤形，2 ％が規格を示す．「110 mg」が分量である．成分量で記載されている．一般名をアセトアミノフェンといい，本剤は，1 mL 中にアセトアミノフェン 20 mg を含有する．1 mL 中 20 mg 含有＝100 mL 中 2 g 含有なので 2 ％と表記される．

この処方は頓服処方であり，処方せんにある分量は 1 回量を示す．

以下，秤取量の計算例を示す．

① 「カロナールシロップ 2 ％」1 回 110 mg は，製剤量として，5.5 mL/回（＝ 110 mg/回 ÷ 20 mg/mL）に相当する．処方せんには「発熱時　6 回分」とあるので，「カロナールシロップ 2 ％」の秤取量は 33 mL（＝ 5.5 mL/回 × 6 回）となる．1 回服用量は 5.5 mL となり，整数にならない．したがって，1 回服用量を整数とするために必要な最小限の精製水の量は 0.5 mL となり，1 回服用量は 6 mL となる．精製水の秤取量は 3 mL（＝ 0.5 mL/回 × 6 回）となる．

② 処方せんには「発熱時　6 回分」とあるので，アセトアミノフェンの投与総量は，660 mg（＝ 110 mg/回 × 6 回）となる．本剤は，1 mL 中にアセトアミノフェン 20 mg を含有するので，秤取量は 33 mL（＝ 660 mg ÷ 20 mg/mL）となる．全服用回数は 6 回となり，1 回服用量を整数にするには，最小限の精製水を加えて調製した全量が，6 の倍数になればよい．したがって，カロナールシロップ 2 ％の秤取量は 33 mL なので，最小限の精製水を加えて全量を 36 mL とすればよい．精製水の秤取量は，3 mL（＝ 36 mL － 33 mL）となる．

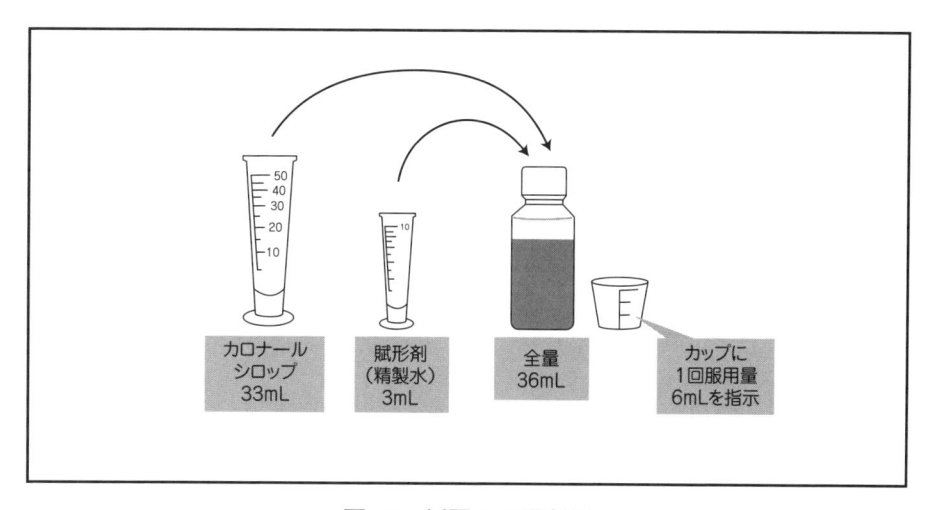

図 21　例題 3 の調剤例

(ビジュアル薬剤師実務シリーズ 1　薬局調剤の基本，上村直樹編，羊土社，より引用改変)

【 例 題 4 】 秤取量と1回服用量を求めなさい．なお，1回服用量がmL単位で整数となるように，最小限の精製水を加えるものとする（図22）．

```
ポララミンシロップ0.04%        1.5mg（成分量）
精製水                        適量
1日3回  毎食後  4日分
```

【 解 答 】 ポララミンシロップ0.04%   15 mL
　　　　　精製水   9 mL
　　　　　1回服用量   2 mL

【 解 説 】
　ポララミンシロップ0.04%が医薬品名である．ポララミンが商品名，シロップが剤形，0.04%が規格を示す．「1.5 mg」が分量である．成分量で記載されている．一般名をd-クロルフェニラミンマレイン酸塩といい，本剤は，1 mL中にd-クロルフェニラミンマレイン酸塩0.4 mgを含有する．1 mL中0.4 mg含有＝100 mL中0.04 g含有なので0.04%と表記される．
　処方せんにある分量は1日量を示す．

　以下，秤取量の計算例を示す．
① 「ポララミンシロップ0.04%」1日1.5 mgは，製剤量として，3.75 mL/日（＝1.5 mg/日÷0.4 mg/mL）に相当する．1回服用量は，1.25 mL/回（＝3.75 mL/日÷3回/日）となり，整数にならない．したがって，1回服用量を整数にするために必要な最小限の精製水の量は0.75 mLとなり，1回服用量は2 mLとなる．処方せんには「1日3回　毎食後　4日分」とあるので，「ポララミンシロップ0.04%」の秤取量は15 mL（＝3.75 mL/日×4日），精製水の秤取量は9 mL（＝0.75 mL/回×3回/日×4日）になる．
② 処方せんには「1日3回　毎食後　4日分」とあるので，d-クロルフェニラミンマレイン酸塩の投与総量は，6.0 mg（＝1.5 mg/日×4日）となる．本剤は，1 mL中にd-クロルフェニラミンマレイン酸塩0.4 mgを含有するので，秤取量は15 mL（＝6.0 mg÷0.4 mg/mL）となる．全服用回数は，12回（＝3回/日×4日）となり，1回服用量を整数にするには，最小限の精製水を加えて調製した全量が，12の倍数になればよい．したがって，ポララミンシロップ0.04%の秤取量は15 mLなので，最小限の精製水を加えて全量を24 mLとすればよい．精製水の秤取量は，9 mL（＝24 mL－15 mL）となる．

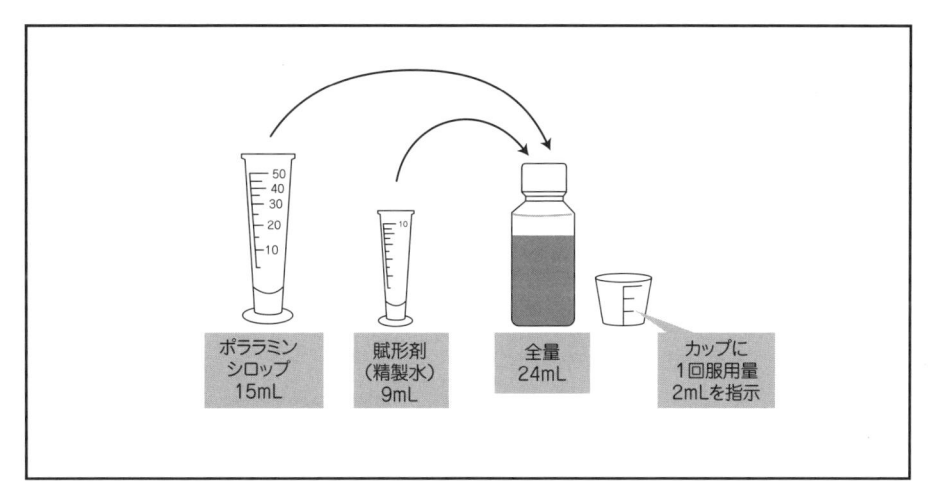

図 22　例題 4 の調剤例

（ビジュアル薬剤師実務シリーズ 1　薬局調剤の基本，上村直樹編，羊土社，より引用改変）

【 例 題 5 】秤取量を求めなさい．なお，精製水を加えて全量を 60 mL に調製するものとする．また，1 回服用量の指示は，投薬瓶の目盛りを用いるものとする（図 23）．

レフトーゼシロップ 0.5 ％　　　　　　　　40 mg（成分量）
精製水　　　　　　　　　　　　　　　　　適量
1 日 3 回　毎食後　5 日分

【 解 答 】レフトーゼシロップ 0.5 ％　40 mL
　　　　　精製水　20 mL

【 解 説 】

「レフトーゼシロップ 0.5 ％」が医薬品名である．レフトーゼが商品名，シロップが剤形，0.5 ％が規格を示す．「40 mg」が分量である．成分量で記載されている．一般名をリゾチーム塩酸塩といい，本剤は，1 mL 中にリゾチーム塩酸塩 5 mg を含有する．1 mL 中 5 mg 含有＝ 100 mL 中 500 mg（0.5 g）含有なので 0.5 ％と表記される．

処方せんにある分量は 1 日量を示す．

以下，秤取量の計算例を示す．

① 「レフトーゼシロップ 0.5 ％」1 日 40 mg は，製剤量として，8 mL/日（＝ 40 mg/日 ÷ 5 mg/mL）に相当する．処方せんには「1 日 3 回　毎食後　5 日分」とあるので，レフトーゼシロップ 0.5 ％の秤取量は 40 mL（＝ 8 mL/日 × 5 日）となる．

② 処方せんには「1 日 3 回　毎食後　5 日分」とあるので，リゾチーム塩酸塩の投与総量は，200 mg（＝ 40 mg/日 × 5 日）となる．本剤は，1 mL 中にリゾチーム塩酸塩 5 mg を含有するので，秤取量は 40 mL（＝ 200 mg ÷ 5 mg/mL）となる．

精製水を加えて全量を 60 mL に調製するので,精製水の秤取量は,20 mL (= 60 mL − 40 mL) となる.

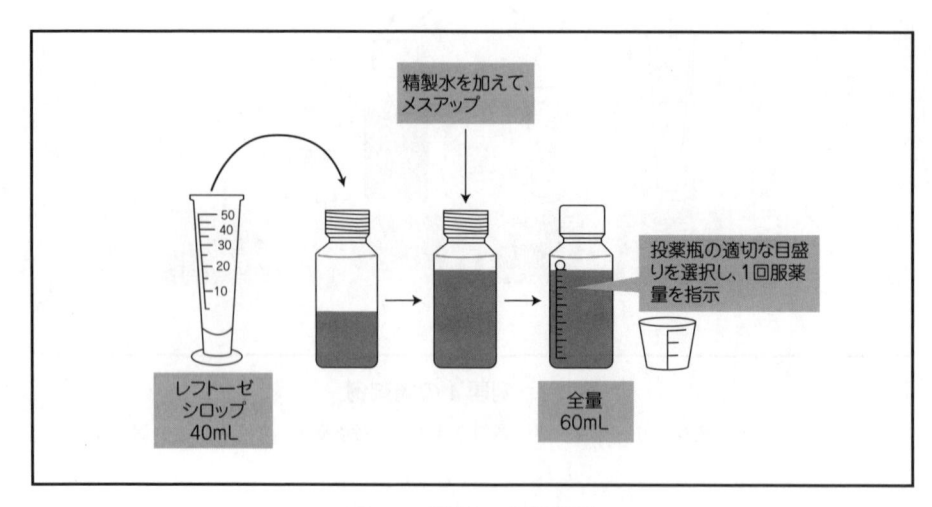

図 23　例題 5 の調剤例
(ビジュアル薬剤師実務シリーズ 1　薬局調剤の基本,上村直樹編,羊土社,より引用改変)

練習問題 1：秤取量を求めなさい．

```
ヒドロキシジンパモ酸塩シロップ0.5%        12mL
1日3回  毎食後  5日分
```

練習問題 2：秤取量を求めなさい．

```
メキタジンシロップ0.03%                  1.8mg（成分量）
1日2回  朝夕食後  7日分
```

練習問題 3：秤取量を求めなさい．なお，1回服用量がmL単位で整数となるように，最小限の精製水を加えるものとする．

```
プロカテロール塩酸塩水和物シロップ5μg/mL    9mL
精製水                                    適量
1日2回  朝食後および就寝前  6日分
```

練習問題 4：秤取量を求めなさい．

```
テオフィリンシロップ2%                   400mg（成分量）
1日2回  朝食後および就寝前  7日分
```

練習問題 5：秤取量を求めなさい．

```
アスベリンシロップ 0.5%              30mg（成分量）
1日3回  毎食後  4日分
```

練習問題 6：秤取量を求めなさい．

```
カロナールシロップ 2%               200mg（成分量）
発熱時  6回分
```

練習問題 7：秤取量を求めなさい．なお，単シロップを加えて全量を 60 mL に調製するものとする．

```
ビソルボンシロップ 0.08%             8mg（成分量）
単シロップ                           適量
1日3回  毎食後  4日分
```

練習問題 8：秤取量を求めなさい．なお，1 回服用量が mL 単位で整数となるように，最小限の単シロップを加えるものとする．

```
ペリアクチンシロップ 0.04%           10mg（成分量）
単シロップ                           適量
1日3回  毎食後  5日分
```

練習問題 9：秤取量を求めなさい．

```
ポララミンシロップ 0.04%          6mg（成分量）
1日3回 毎食後 4日分
```

練習問題 10：秤取量を求めなさい．

```
ムコダインシロップ 5%            600mg（成分量）
1日3回 毎食後 4日分
```

練習問題 11：秤取量を求めなさい．

```
フェノバールエリキシル 0.4%       120mg（成分量）
1日3回 毎食後 5日分
```

練習問題 12：秤取量を求めなさい．なお，1回服用量が mL 単位で整数となるように，最小限の単シロップを加えるものとする．

```
ベネトリンシロップ 0.04%          4.4mg（成分量）
単シロップ                       適量
1日3回 毎食後 3日分
```

練習問題 13：秤取量を求めなさい．なお，1回服用量が mL 単位で整数となるように，最小限の精製水を加えるものとする．

```
ポンタールシロップ 3.25%          117mg（成分量）
精製水                           適量
発熱時　5回分　（1日2回まで）
```

練習問題 14：秤取量を求めなさい．なお，精製水を加えて全量を 30 mL に調製するものする．

```
ポンタールシロップ 3.25%          156mg（成分量）
精製水                           適量
発熱時　5回分　（1日2回まで）
```

練習問題 15：秤取量を求めなさい．

```
アルロイドG内用液 5%              3000mg（成分量）
1日4回　毎食前および就寝前　7日分
```

3. 外用剤

処方せんにある分量は投与総量を示す．500gなどの大容量製剤から取り分けて調剤する場合や，数種の外用剤を混合して用いる場合は，計量調剤が必要となる．混合調製後の製剤総量を算出するとともに，これに見合う容器（軟膏つぼなど）の選択が必要となる．

【 例 題 1 】製剤総量を求めなさい．

白色ワセリン　　　　　　　　　　　　　　　　20g
1日2回　顔面、乾燥皮膚に適量を塗布

【 解 答 】 20 g

【 解 説 】
　処方せんにある分量は投与総量を示す．秤取量は20gである．20gを充てん可能な容器を選択する．

【 例 題 2 】製剤総量を求めなさい．なお，本剤は，1本あたり5gもしくは10gの軟膏入りチューブとして市販されている．

リンデロン-V軟膏0.12%　　　　　　　　　　3本
白色ワセリン　　　　　　　　　　　　　　　　20g
以上を混合　1日2回　患部に適量を塗布

【 解 答 】 35 g（もしくは 50 g）

【 解 説 】
　「リンデロン-V軟膏0.12％」が医薬品名である．リンデロン-Vが商品名，軟膏が剤形，0.12％が規格を示す．「3本」，「20g」は分量である．
　処方せんにある分量は投与総量を示す．「リンデロン-Vg軟膏0.12％」の場合，軟膏チューブ1本あたり5gのものと，10gのものが市販されている．この処方せんならどちらかは不明であり，医師に対する疑義照会が必要になる．5gチューブ3本なら総量15g，白色ワセリン

20gと合計して35gとなる．また，10gチューブなら50gとなる．なお，混合調製は，「リンデロン-V軟膏0.12%」3本を軟膏板上に絞りだし，秤量した白色ワセリンを加えて練合した後，50gを充てん可能な容器を選択する．

練習問題1：製剤総量を求めなさい．

```
ベタメタゾン吉草酸エステル軟膏（0.12%、5g）        4本
亜鉛華軟膏20%                                    200g
以上を混合  1日2回  患部に適量を塗布
```

練習問題2：製剤総量を求めなさい．

```
吉草酸酢酸プレドニゾロンクリーム（10g/本）        3本
尿素（クリーム）（10%、20g/本）                  1本
以上を混合  1日2回  両手に適量を塗布
```

練習問題3：製剤総量を求めなさい．

```
ジフェンヒドラミンクリーム 1%                    150g
1日2回  痒いところに適量を塗布
```

練習問題4：製剤総量を求めなさい．

```
アズノール軟膏（0.033%、10g）                    3本
亜鉛華単軟膏  10%                                30g
以上を混合  1日1回  就寝前  手に適量を塗布
```

練習問題 5：製剤総量を求めなさい．

```
テラ・コートリル軟膏                     5g
白色ワセリン                            10g
以上を混合  1日2回  朝夕  足に適量を塗布
```

練習問題 6：製剤総量を求めなさい．

```
白色ワセリン                            15g
亜鉛華軟膏20%                          20g
以上を混合  1日1回  就寝前  首に適量を塗布
```

練習問題 7：製剤総量を求めなさい．

```
アンテベート軟膏（0.05%、10g）           30g
白色ワセリン                            15g
以上を混合  1日2回  朝および就寝前  足に適量を塗布
```

練習問題 8：製剤総量を求めなさい．

```
ヒルドイドソフト軟膏（0.3%、25g）         50g
白色ワセリン                            25g
以上を混合  1日2回  朝夕  足に適量を塗布
```

4. 注射剤

【 例 題 1 】秤取量を求めなさい．なお，本剤は，1アンプル，5 mL あたりフルオロウラシル 250 mg を含む製剤である．

5-FU 注 250 協和　　　　　　　　　　870mg（成分量）
1日1回　点滴静注
生理食塩液 50mL と混合し、15 分で投与

【 解　答 】17.4 mL

【 解　説 】

「5-FU 注 250 協和」が医薬品名である．5-FU は略号であり，一般名はフルオロウラシルである．注が剤形，250 が規格を示す．1アンプル，5 mL あたりフルオロウラシルが 250 mg 含有されている．また，「870 mg」は分量であるが，この注射剤処方せんでは成分量が記載されている．

注射剤処方せんにある分量は 1 回量を示す．注射剤処方せんには「1日1回　点滴静注　生理食塩液 50 mL と混合し 15 分で投与」とあるので，注射薬の混合調製（ミキシング）が行われ，静脈内投与が行われる．まず，分量を 1 アンプルあたりの含有量で除してアンプル数を求める．3.48 アンプル（＝ 870 mg ÷ 250 mg）と算出されるので，取り揃えるべきアンプルの数は 4 本である（計数調剤）．

続いて，取り揃えた注射剤を用いて注射薬の混合調製を行う．生理食塩液 50 mL と混合する注射剤の秤取量は 17.4 mL（＝ 3.48 アンプル × 5 mL）である（計量調剤）．

【 例 題 2 】秤取量を求めなさい．なお，本剤は，1バイアル，100 mL あたりシスプラチン 50 mg を含む製剤である．

シスプラチン点滴静注液 50mg「マイラン」　　　140mg（成分量）
1日1回　点滴静注
生理食塩液 500mL と混合し、3 時間かけて投与

【 解　答 】280 mL

【 解 説 】

「シスプラチン点滴静注液 50 mg『マイラン』」が医薬品名である．シスプラチンが一般名，点滴静注液が剤形，50 mg が規格を示す．1 バイアル，100 mL あたりシスプラチンが 50 mg 含有されている．また，「140 mg」は分量であるが，この注射剤処方せんでは成分量が記載されている．

注射剤処方せんにある分量は 1 回量を示す．注射剤処方せんには「1 日 1 回　点滴静注　生理食塩液 500 mL と混合し，3 時間かけて投与」とあるので，注射薬の混合調製（ミキシング）が行われ，静脈内投与が行われる．まず，分量を 1 バイアルあたりの含有量で除してバイアル数を求める．2.8 バイアル（＝ 140 mg ÷ 50 mg）と算出されるので，取り揃えるべきバイアルの数は 3 本である（計数調剤）．

続いて，取り揃えた注射剤を用いて注射薬の混合調製を行う．生理食塩液 500 mL と混合する注射剤の秤取量は 280 mL（＝ 2.8 バイアル× 100 mL）である（計量調剤）．

練習問題 1：秤取量を求めなさい．なお，本剤は，1 バイアル，2 mL あたりイリノテカン塩酸塩 40 mg を含む製剤である．

　　カンプト点滴静注 40mg　　　　　　　　　150mg（成分量）
　　1 日 1 回　静脈内投与
　　生理食塩液 500mL と混合し、30 分かけて投与

練習問題 2：秤取量を求めなさい．なお，本剤は，1 アンプル，1 mL あたりプロカインアミド塩酸塩 100 mg を含む製剤である．

　　プロカインアミド塩酸塩注射液 100mg　　　　250mg（成分量）
　　生理食塩液 20mL と混合し、5 分かけて静脈内投与

練習問題 3：秤取量を求めなさい．なお，本剤は，1 バイアル，5 mL あたりパクリタキセル 30 mg を含む製剤である．

　　パクリタキセル注射液 30mg「サワイ」　　　　315mg（成分量）
　　1 日 1 回　点滴静注
　　生理食塩液 500mL に混和し、3 時間かけて投与

練習問題 4：秤取量を求めなさい．なお，本剤は，1 アンプル，1 mL あたりタクロリムス 5 mg を含む製剤である．

　　プログラフ注射液 5mg　　　　　　　　　1.5mg（成分量）
　　24 時間持続静注
　　生理食塩液に混和し、24 時間かけて投与

練習問題 5：秤取量を求めなさい．なお，本剤は，1バイアル，16.7 mL あたりパクリタキセル 100 mg を含む製剤である．

　　タキソール注射用 100mg　　　　　　　　270mg（成分量）
　　生理食塩液に混和し、3 時間かけて点滴静注

練習問題 6：秤取量を求めなさい．なお，本剤は，バイアル上部に溶解液 8 mL，バイアル下部にヒドロコルチゾンコハク酸エステルナトリウム 500 mg を含むキット製剤である．

　　ソル・コーテフ静注用 500mg　　　　　　1g（成分量）
　　1 日 1 回　点滴静注
　　5%ブドウ糖注射液 250mL と混合し、30 分で投与

練習問題 7：秤取量を求めなさい．なお，本剤は，1アンプル，5 mL あたりシタラビン 100 mg を含む製剤である．

　　キロサイド注 100mg　　　　　　　　　　170mg（成分量）
　　24 時間持続静注
　　生理食塩液 500mL に混合し、24 時間かけて点滴静注

練習問題 8：秤取量を求めなさい．なお，本剤は，1アンプル，5 mL あたりジソピラミド 50 mg を含む製剤である．

　　リスモダン P 静注用 50mg　　　　　　　116mg（成分量）
　　発作時　静脈内投与
　　5%ブドウ糖注射液 20mL に混合し、5 分以上かけて投与

練習問題 9：秤取量を求めなさい．なお，本剤は，1アンプル，1 mLあたりモルヒネ塩酸塩 10 mgを含む製剤である．

```
モルヒネ塩酸塩注射液 10mg          30mg（成分量）
生理食塩液（50mL）                 21mL
24時間持続静注
生理食塩液 21mL に混合し、1mL/時間で投与
```

練習問題 10：秤取量を求めなさい．なお，本剤は，1バイアル，5 mLあたりゾレドロン酸水和物 4.264 mg（ゾレドロン酸として 4.0 mg）を含む製剤である．

```
ゾメタ点滴静注用 4mg              4mg（ゾレドロン酸として）
1日1回 点滴静注
生理食塩液 100mL に混合し、15分以上かけて投与
```

練習問題 11：秤取量を求めなさい．なお，本剤は，1アンプル，2 mLあたりクロルプロマジン塩酸塩 10 mgを含む製剤である．

```
コントミン筋注 10mg               25mg（成分量）
麻酔前投与　緩徐に筋肉内投与
```

練習問題 12：秤取量を求めなさい．なお，本剤は，1アンプル，5 mLあたりシベンゾリンコハク酸塩 70 mgを含む製剤である．

```
シベノール静注 70mg               105mg（成分量）
発作時　静脈内投与
生理食塩液 20mL に混合し、5分間かけて投与
```

練習問題 13：秤取量を求めなさい．なお，本剤は，1アンプル，5 mL あたりフェニトインナトリウム 250 mg を含む製剤である．

アレビアチン注 250mg　　　　　　　　　180mg（成分量）
発作時　緩徐に静脈内投与

練習問題 14：秤取量を求めなさい．なお，本剤は，1アンプル，2 mL あたりミダゾラム 10 mg を含む製剤である．

ドルミカム 10mg　　　　　　　　　　　7mg（成分量）
手術 30 分前　筋肉内投与

練習問題 15：秤取量を求めなさい．なお，本剤は，1アンプル，20 mL あたりグリチルリチン酸 40 mg，グリシン 400 mg，L-システイン塩酸塩 20 mg を含む製剤である．

強力ネオミノファーゲンシー静注　　　　　3本
1 日 1 回　点滴静注
生理食塩液 100mL に混合し、1 時間かけて投与

第 **4** 章

実 践 問 題

1. 計数調剤

　薬袋に入れるべき内服薬もしくは外用薬の数を求めなさい．また，巻末付録1～3（p.99～101）のいずれかの薬袋を用いて薬袋を作成しなさい．

問題1

Rp.1	ワーファリン錠 1mg	0.5錠
	1日1回　朝食後　28日分	
Rp.2	マーズレン-S 顆粒（0.5g/包）	1g
	ガスターD 錠 20mg	2錠
	1日2回　朝夕食後　28日分	
Rp.3	ケタスカプセル 10mg	3カプセル
	1日3回　毎食後　28日分	
Rp.4	レンドルミン錠 0.25mg	1錠
	1回1錠　不眠時　7回分	

問題 2

```
Rp.1  アムロジピンベシル酸塩錠 5mg             1 錠
      カンデサルタンシレキセチル錠 4mg         0.5 錠
          1日1回  朝食後  26日分

Rp.2  酸化マグネシウム（0.5g/包）              1g
      チクロピジン塩酸塩錠 100mg               2 錠
          1日2回  朝夕食後  26日分

Rp.3  ジピリダモール錠 25mg                    3 錠
          1日3回  毎食後  26日分

Rp.4  ゾピクロン錠 7.5mg                       0.5 錠
          1回0.5錠  不眠時  12回分
```

問題 3

```
Rp.1  チモロールマレイン酸塩点眼液 0.25%        3 本
          1日2回  1回1滴  両眼に点眼

Rp.2  ラタノプロスト点眼液 0.005%              2 本
          1日1回  1回1滴  両眼に点眼  冷所に保存

Rp.3  アセタゾラミド錠 250mg            750mg（成分量）
          1日3回  毎食後  28日分
```

問題 4

```
Rp.1   レバミピド錠 100mg              3 錠
       ニコランジル錠 5mg               3 錠
           1日3回　毎食後　18日分

Rp.2   ニフェジピン L 錠 10mg           4 錠
           1日2回　朝・夕食後　18日分

Rp.3   フロセミド錠 20mg               2 錠
           1日2回　朝・昼食後　18日分

Rp.4   アスピリン錠 100mg              1 錠
           1日1回　朝食後　18日分

Rp.5   硝酸イソソルビドテープ 40mg      18 枚
           1日1回　1回1枚　胸部に貼付

Rp.6   ニトログリセリン舌下錠 0.3mg    1 錠
           発作時　舌下投与　5回分
```

問題 5

```
Rp.1   アマリール錠 1mg                        4.5mg（成分量）
           1日2回　朝夕食前　（朝3.5錠　夕1錠）　15日分

Rp.2   メルビン錠 250mg                        750mg（成分量）
           1日3回　毎食後　15日分

Rp.3   ベイスン OD 錠 0.2mg                    0.6mg（成分量）
           1日3回　毎食直前　15日分

Rp.4   リピトール錠 5mg                        5mg（成分量）
       アダラート CR 錠 20mg                   40mg（成分量）
           1日1回　朝食後　15日分
```

問題 6

```
Rp.1   テオドール錠 200mg                          2 錠
       1 日 2 回　朝食後および就寝前　25 日分

Rp.2   ホクナリンテープ 0.5mg                      50 枚
       1 日 1 回　1 回 2 枚　就寝前　胸部に貼付

Rp.3   パルミコート 100μg タービュヘイラー 112 吸入   2 本
       1 日 2 回　1 回 1 吸入
```

問題 7

```
Rp.1   タミフルカプセル 75                         2 カプセル
       1 日 2 回　朝夕食後　5 日分

Rp.2   ダーゼン錠 10mg                             3 錠
       セルベックスカプセル 50mg                    3 カプセル
       1 日 3 回　毎食後　5 日分

Rp.3   カロナール錠 200mg                          2 錠
       発熱時　1 日 2 回まで　7 回分

Rp.4   ナウゼリン坐剤 60mg                         7 個
       1 回 1 個　吐き気時（1 日 2 回まで）　肛門内に挿入
```

2. 計量調剤（散剤）

問題 1：秤取量を求めなさい．なお，乳糖は，1 回服用量が 0.6 g となるように加えるものとする．

デキストロメトルファン臭化水素酸塩散 10%　　60mg（成分量）
クロペラスチン塩酸塩散 10%　　　　　　　　　40mg（成分量）
リゾチーム塩酸塩細粒 20%　　　　　　　　　　90mg（成分量）
乳糖　　　　　　　　　　　　　　　　　　　　適量
1 日 3 回　毎食後　14 日分

問題 2：秤取量を求めなさい．なお，DS はドライシロップの意味である．

カルボシステイン細粒 50%　　　　　　　　　1250mg（成分量）
ブロムヘキシン塩酸塩細粒 2%　　　　　　　　12mg（成分量）
プロカテロール塩酸塩水和物 DS 0.01%　　　　50μg（成分量）
1 日 3 回　毎食後　14 日分

問題 3：秤取量を求めなさい．なお，乳糖は，1 回服用量が 0.5 g となるように加えるものとする．

メジコン散 10%　　　　　　　　　　　30mg（成分量）
ノイチーム細粒 20%　　　　　　　　　60mg（成分量）
ビソルボン細粒 2%　　　　　　　　　　8mg（成分量）
乳糖　　　　　　　　　　　　　　　　適量
1 日 3 回　毎食後　14 日分

問題 4：秤取量を求めなさい．

```
ロートエキス散              0.5 g（製剤量）
合成ケイ酸アルミニウム      3.0 g（製剤量）
酸化マグネシウム            0.5 g（製剤量）
1日3回  毎食後  5日分
```

問題 5：秤取量を求めなさい．

```
フェノバルビタール散 10%     60 mg（成分量）
クロナゼパム細粒 0.1%        0.8 mg（成分量）
フェニトイン散 10%           90 mg（成分量）
1日2回  朝夕食後  28日分
```

問題 6：秤取量を求めなさい．

```
クレマスチンフマル酸塩散 1%   3 mg（成分量）
アミノフィリン末              0.6 g
テルブタリン硫酸塩散 1%       12 mg（成分量）
1日3回  毎食後  14日分
```

問題 7：秤取量を求めなさい．なお，乳糖は，1回服用量が 0.3 g となるように加えるものとする．

```
ペリアクチン散 10%            4 mg（成分量）
アスベリン散 10%              30 mg（成分量）
乳糖                          適量
1日3回  毎食後  5日分
```

3. 計量調剤（液剤）

問題1：秤取量を求めなさい．

```
カルボシステインシロップ 5％            325mg（成分量）
ジメモルファンリン酸塩シロップ 0.25％     25mg（成分量）
アンブロキソール塩酸塩シロップ 0.3％    13.5mg（成分量）
1日3回　毎食後　3日分
```

問題2：秤取量を求めなさい．

```
ベネトリンシロップ 0.04％               4.4mg（成分量）
ムコダインシロップ 5％                   450mg（成分量）
ビソルボンシロップ 0.08％                3.2mg（成分量）
1日3回　毎食後　5日分
```

問題3：秤取量を求めなさい．なお，1回服用量がmL単位で整数となるように，最小限の精製水を加えるものとする．

```
フスタゾールシロップ 0.2％               6mg（成分量）
アストミンシロップ 0.25％              12.5mg（成分量）
ポララミンシロップ 0.04％               3.6mg（成分量）
精製水
1日3回　毎食後　3日分
```

問題 4：秤取量を求めなさい．なお，単シロップは 1 回服用量が 10 mL となるように加えるものとする．

```
ベネトリンシロップ 0.04%          4.4mg（成分量）
ビソルボンシロップ 0.2%           10mg（成分量）
アスベリンシロップ 0.5%           50mg（成分量）
単シロップ                       適量
1日3回  毎食後  4日分
```

問題 5：秤取量を求めなさい．なお，精製水を加えて全量を 100 mL に調製するものとする．

```
ポララミンシロップ 0.04%         1.6mg（成分量）
アスベリンシロップ 0.5%          25mg（成分量）
ムコダインシロップ 5%            300mg（成分量）
精製水                          適量
1日3回  毎食後  5日分
```

問題 6：秤取量を求めなさい．なお，1 回服用量が mL 単位で整数となるように，最小限の精製水を加えるものとする．

```
ペリアクチンシロップ 0.04%        4.8mg（成分量）
ムコダインシロップ 5%            500mg（成分量）
ホフバンシロップ 0.25%           25mg（成分量）
精製水                          適量
1日3回  毎食後  3日分
```

問題 7：秤取量を求めなさい．なお，精製水を加えて全量を 100 mL に調製するものとする．

```
ブロチン液              10mL（製剤量）
キョウニン水            3mL（製剤量）
単シロップ              10mL（製剤量）
精製水                  適量
1日3回  毎食後  3日分
```

4. 計量調剤（注射剤）

　各薬剤の秤取量を求めなさい．また，凍結乾燥製剤については，秤取量を相当する本数で示しなさい．なお，各々の製剤について，薬物量と注射剤の容量を（　）内に示した．ここで，"mg／バイアル" と表記されているものは凍結乾燥製剤である．

問題 1

```
Rp.1  グラニセトロン塩酸塩注（3mg/3mL）           3mg
      デキサメサゾン Na リン酸塩注（8mg/2mL）      8mg
      生理食塩液                                   100mL

Rp.2  レボホリナート Ca 注（25mg/バイアル）        225mg
      5%ブドウ糖注射液                             250mL

Rp.3  オキサリプラチン注（100mg/バイアル）         95mg
      5%ブドウ糖注射液                             250mL

Rp.4  フルオロウラシル注（250mg/5mL）              450mg
      生理食塩液                                   50mL

Rp.5  フルオロウラシル注（250mg/5mL）              2700mg
      生理食塩液                                   176mL
```

問題 2

Rp.1	デキサメタゾンリン酸エステル Na 注（8mg/2mL）	20mg
	生理食塩液	100mL
Rp.2	ラモセトロン塩酸塩注（0.3mg/2mL）	0.3mg
	生理食塩液	100mL
Rp.3	ラニチジン塩酸塩注（50mg/2mL）	50mg
	生理食塩液	100mL
Rp.4	パクリタキセル注（30mg/5mL）	210mg
	生理食塩液	500mL
Rp.5	カルボプラチン注（30mg/5mL）	380mg
	5％ブドウ糖注射液	500mL

問題 3

メトトレキサート注（5mg/バイアル）	12mg
シタラビン注（20mg/1mL）	30mg
ヒドロコルチゾンリン酸エステル Na 注（100mg/2mL）	25mg
注射用水	5mL

問題 4

Rp.1	ドキソルビシン塩酸塩注（10mg/バイアル）	78mg
	生理食塩液	100mL
Rp.2	ビンクリスチン硫酸塩注（1mg/バイアル）	2mg
	生理食塩液	20mL
Rp.3	シクロホスファミド注（500mg/バイアル）	1000mg
	シクロホスファミド注（100mg/バイアル）	170mg
	生理食塩液	500mL

問題 5

Rp.1	フルオロウラシル注（250mg/5mL）	1134mg
	ソルデム1	1500mL
Rp.2	ラモセトロン塩酸塩注（0.3mg/2mL）	0.3mg
	デキサメタゾンリン酸エステルNa注（8mg/2mL）	8mg
	生理食塩液	100mL
Rp.3	シスプラチン注（25mg/50mL）	114mg
	生理食塩液	500mL
Rp.4	フロセミド注（20mg/2mL）	20mg
	ソルデム3A	500mL

問題 6

Rp.1	アザセトロン注（10mg/2mL）	10mg
	デキサメタゾンリン酸エステル Na 注（8mg/2mL）	16mg
	生理食塩液	100mL
Rp.2	エピルビシン塩酸塩注（50mg/バイアル）	162mg
	生理食塩液	50mL
Rp.3	シクロホスファミド注（500mg/バイアル）	815mg
	生理食塩液	100mL
Rp.4	フルオロウラシル注（250mg/5mL）	815mg
	生理食塩液	100mL

問題 7

Rp.1	ドキソルビシン塩酸塩注（10mg/バイアル）	39mg
	生理食塩液	100mL
Rp.2	ダカルバジン注（100mg/バイアル）	585mg
	生理食塩液	50mL
Rp.3	ブレオマイシン塩酸塩注（5mg/バイアル）	15.6mg
	生理食塩液	20mL
Rp.4	ビンブラスチン硫酸塩注（10mg/バイアル）	9.4mg
	生理食塩液	20mL

練習問題・実践問題　解答

第 2 章　計数調剤

1. 練習問題（内服薬）

1. 56 錠
2. 76 錠
3. 5 錠
4. 12 カプセル
5. 56 包
6. 42 錠
7. 42 錠
8. 105 カプセル
9. 56 錠
10. 16 包
11. 34 錠
12. 76 錠
13. 101.5 錠
14. 10 錠
15. 5 カプセル

2. 練習問題（外用剤）

1. 3 袋
2. 7 枚
3. 5 本
4. 2 本
5. 2 本
6. 1 本
7. 2 本
8. 21 枚
9. 8 袋

10. 3本
11. 5本
12. 6個
13. 4個
14. 2本
15. 1本

3. 練習問題（注射剤）

1. 2本
2. バンコマイシン塩酸塩点滴静注用 0.5 g　　2本
   注射用水（20 mL）　　　　　　　1本
3. 8本
4. 4袋
5. 1本
6. ソルデム 3A（500 mL）　　1袋
   タチオン注射用 200 mg　　1本
   注射用水（20 mL）　　　　1本
7. ビタメジン静注用　　　　1本
   注射用水（20 mL）　　　　1本
8. モルヒネ塩酸塩注射液 10 mg　　3本
   生理食塩液（50 mL）　　　　　1本
9. 1本
10. 3本
11. 2袋
12. 2本
13. 4本
14. 2本
15. ペントシリン注射用 1 g　　4本

第 3 章　計量調剤

1. 練習問題（散剤）

1. 21 g
2. 50 g
3. 7.5 g
4. 8.4 g
5. 3.6 g
6. 12 g
7. 3 g
8. 3.2 g
9. 1.8 g
10. 2 g
11. 33.6 g
12. 12 g
13. 10.5 g
14. 9.0 g
15. 1.8 g

2. 練習問題（液剤）

1. 60 mL
2. 42 mL
3. プロカテロール塩酸塩水和物シロップ 5 μg/mL　54 mL
   精製水　6 mL
4. 140 mL
5. 24 mL
6. 60 mL
7. ビソルボンシロップ 0.08 %　40 mL
   単シロップ　20 mL
8. ペリアクチンシロップ 0.04 %　125 mL
   単シロップ　10 mL
9. 60 mL
10. 48 mL
11. 150 mL
12. ベネトリンシロップ 0.04 %　33 mL
    単シロップ　3 mL

13. ポンタールシロップ 3.25 %　18 mL
    精製水　2 mL
14. ポンタールシロップ 3.25 %　24 mL
    精製水　6 mL
15. 420 mL

3. 練習問題（外用剤）

1. 220 g
2. 50 g
3. 150 g
4. 60 g
5. 15 g
6. 35 g
7. 45 g
8. 75 g

4. 練習問題（注射剤）

1. 7.5 mL（3.75 本）
2. 2.5 mL（2.5 本）
3. 52.5 mL（10.5 本）
4. 0.3 mL（0.3 本）
5. 45.09 mL（2.7 本）
6. 16 mL（2 本）
7. 8.5 mL（1.7A）
8. 11.6 mL（2.32A）
9. モルヒネ塩酸塩注射液 10 mg　　　3 mL（3 本）
   生理食塩液（50 mL）　　　　　　21 mL（0.42 本）
10. 5 mL（1 本）
11. 5 mL（2.5 本）
12. 7.5 mL（1.5 本）
13. 3.6 mL（0.72 本）
14. 1.4 mL（0.7 本）
15. 60 mL（3 本）

第 4 章　実践問題

1. 計数調剤

1.
ワーファリン錠 1 mg	14 錠
マーズレン S 顆粒（0.5 g/ 包）	56 包
ガスター D 錠 20 mg	56 錠
ケタスカプセル 10 mg	84 カプセル
レンドルミン錠 0.25 mg	7 錠

2.
アムロジピンベシル酸塩錠 5 mg	26 錠
カンデサルタンシレキセチル錠 4 mg	13 錠
酸化マグネシウム（0.5 g/ 包）	52 包
チクロピジン塩酸塩錠 100 mg	52 錠
ジピリダモール 25 mg	78 錠
ゾピクロン錠 7.5 mg	6 錠

3.
チモロールマレイン酸塩点眼液 0.25 %	3 本
ラタノプロスト点眼液 0.005 %	2 本
アセタゾラミド 250 mg	84 錠

4.
レバミピド錠 100 mg	54 錠
ニコランジル錠 5 mg	54 錠
ニフェジピン L 錠 10 mg	72 錠
フロセミド錠 20 mg	36 錠
アスピリン錠 100 mg	18 錠
硝酸イソソルビドテープ 40 mg	18 枚
ニトログリセリン舌下錠 0.3 mg	5 錠

5.
アマリール錠 1 mg	67.5 錠
メルビン錠 250 mg	45 錠
ベイスン OD 錠 0.2 mg	45 錠
リピトール錠 5 mg	15 錠
アダラート CR 錠 20 mg	30 錠

6.
テオドール錠 200 mg	50 錠
ホクナリンテープ 0.5 mg	50 枚
パルミコート 100 µg タービュヘイラー 112 吸入	2 本

7. タミフルカプセル 75　　　　　　　　10 カプセル
　　ダーゼン錠 10 mg　　　　　　　　　15 錠
　　セルベックスカプセル 50 mg　　　　15 カプセル
　　カロナール錠 200 mg　　　　　　　14 錠
　　ナウゼリン坐剤 60 mg　　　　　　　7 個

2. 計量調剤（散剤）

1. デキストロメトルファン臭化水素酸塩 10 %　　8.4 g
　　クロペラスチン 10 %　　　　　　　5.6 g
　　リゾチーム塩酸塩細粒 20 %　　　　6.3 g
　　乳糖　　　　　　　　　　　　　　4.9 g

2. カルボシステイン細粒 50 %　　　　35 g
　　ブロムヘキシン塩酸塩細粒 2 %　　　8.4 g
　　プロカテロール塩酸塩水和物 DS0.01 %　　7 g

3. メジコン散 10 %　　　　　　　　　4.2 g
　　ノイチーム細粒 20 %　　　　　　　4.2
　　ビソルボン細粒 2 %　　　　　　　5.6 g
　　乳糖　　　　　　　　　　　　　　7 g

4. ロートエキス散　　　　　　　　　　2.5 g
　　合成ケイ酸アルミニウム　　　　　　15 g
　　酸化マグネシウム　　　　　　　　　2.5 g

5. フェノバルビタール散 10 %　　　　16.8 g
　　クロナゼパム細粒 0.1 %　　　　　22.4 g
　　フェニトイン散 10 %　　　　　　25.2 g

6. クレマスチンフマル酸塩散 1 %　　　4.2 g
　　アミノフィリン末　　　　　　　　　8.4 g
　　テルブタリン硫酸塩散 1 %　　　　16.8 g

7. ペリアクチン散 10 %　　　　　　　0.2 g
　　アスベリン散 10 %　　　　　　　1.5 g
　　乳糖　　　　　　　　　　　　　　2.8 g

3. 計量調剤（液剤）

1.
カルボシステインシロップ 5 %	19.5 mL
ジメモルファンリン酸塩シロップ 0.25 %	30 mL
アンブロキソール塩酸塩シロップ 0.3 %	13.5 mL

2.
サルブタモール塩酸シロップ 0.04 %	55 mL
カルボシステインシロップ 5 %	45 mL
ブロムヘキシン塩酸シロップ 0.08 %	20 mL

3.
フスタゾールシロップ 0.2 %	9 mL
アストミンシロップ 0.25 %	15 mL
ポララミンシロップ 0.04 %	27 mL
精製水	3 mL

4.
ベネトリンシロップ 0.04 %	44 mL
ビソルボンシロップ 0.2 %	20 mL
アスベリンシロップ 0.5 %	40 mL
単シロップ	16 mL

5.
ポララミンシロップ 0.04 %	20 mL
アスベリンシロップ 0.5 %	25 mL
ムコダインシロップ 5 %	30 mL
精製水	25 mL

6.
ペリアクチンシロップ 0.04 %	36 mL
ムコダインシロップ 5 %	30 mL
ホフバンシロップ 0.25 %	30 mL
精製水	3 mL

7.
ブロチン液	30 mL
キョウニン水	9 mL
単シロップ	30 mL
精製水	31 mL

4. 計量調剤（注射剤）

1. グラニセトロン塩酸塩注　　　　　　　　　3 mL
   デキサメサゾン Na リン酸塩注　　　　　　2 mL
   レボホリナート Ca 注　　　　　　　　　　9 本
   オキサリプラチン注　　　　　　　　　　　0.95 本
   フルオロウラシル注　　　　　　　　　　　9 mL
   フルオロウラシル注　　　　　　　　　　　54 mL

2. デキサメタゾンリン酸エステル Na 注　　　5 mL
   ラモセトロン塩酸塩注　　　　　　　　　　2 mL
   ラニチジン塩酸塩注　　　　　　　　　　　2 mL
   パクリタキセル注　　　　　　　　　　　　35 mL
   カルボプラチン注　　　　　　　　　　　　63.3 mL

3. メトトレキサート注　　　　　　　　　　　2.4 本
   シタラビン注　　　　　　　　　　　　　　1.5 mL
   ヒドロコルチゾンリン酸エステル Na 注　　0.5 mL

4. ドキソルビシン塩酸塩注　　　　　　　　　7.8 本
   ビンクリスチン硫酸塩注　　　　　　　　　2 本
   シクロホスファミド注（500 mg/バイアル）　2 本
   シクロホスファミド注（100 mg/バイアル）　1.7 本

5. フルオロウラシル注　　　　　　　　　　　22.68 mL
   ラモセトロン塩酸塩注　　　　　　　　　　2 mL
   デキサメタゾンリン酸エステル Na 注　　　2 mL
   シスプラチン注　　　　　　　　　　　　　228 mL
   フロセミド注　　　　　　　　　　　　　　2 mL

6. アザセトロン注　　　　　　　　　　　　　2 mL
   デキサメタゾンリン酸エステル Na 注　　　4 mL
   エピルビシン塩酸塩注　　　　　　　　　　3.24 本
   シクロホスファミド注　　　　　　　　　　1.63 本
   フルオロウラシル注　　　　　　　　　　　16.3 mL

7. ドキソルビシン塩酸塩注　　　　　　　　　3.9 本
   ダカルバジン注　　　　　　　　　　　　　5.85 本
   ブレオマイシン塩酸塩注　　　　　　　　　3.12 本
   ビンブラスチン硫酸塩注　　　　　　　　　0.94 本

巻末付録

```
┌─────────────────────────────────────────┐
│                                         │
│          内　服　薬                      │
│                          袋の数          │
│                          No._____       │
│                                         │
│        _____ 様      │
│                                         │
│   用　法    1日　　回　　日分            │
│                                         │
│          ┌朝┐    ┌後    起床時          │
│          │昼├食─┤前    就寝前          │
│          │夕┘    │間    [　　]時間毎    │
│                  └直前                  │
│                                         │
│          ┌散　剤          (　　)包      │
│     1回─┤錠　剤          (　　)錠      │
│          └カプセル剤       (　　)個      │
│                                         │
│     _____           │
│                                  ┌────┐ │
│     ○○○○病院薬剤部            │薬剤師│ │
│     〒606-○○○○　京都市左京区東丸太町○○│    │ │
│     調剤年月日：平成　年　月　日  └────┘ │
└─────────────────────────────────────────┘
```

付録 1　内服薬の薬袋

とんぷく薬

袋の数
No. ＿＿＿＿

＿＿＿＿＿＿＿＿＿＿様

用法

1回 ┌ 散　剤　　（　）包
　　├ 錠　剤　　（　）錠
　　└ カプセル剤（　）個

（　）回分
1日（　）回まで

○印のときに服用してください

熱が高いとき　　痛いとき　　　咳がひどいとき
下痢がひどいとき　便秘のとき　発作がでたとき
吐き気があるとき　かゆいとき　眠れないとき
（　　　　　　　　　　　　　）

○○○○病院薬剤部
〒606-○○○○　京都市左京区東丸太町○○
調剤年月日：平成　　年　　月　　日

薬剤師

付録2　頓服薬の薬袋

外 用 薬

袋の数

No. _____

_____ 様

用法　1日　　回　　日(回)分

朝・昼・夕・就寝前・(　　)時間毎・(　　　　)

1回(　　)個・枚・滴・mL・吸入・噴霧・(　　　)

貼付・吸入・うがい・点眼・点鼻・塗布・(　　)内挿入

その他(このお薬の使い方など)

〇〇〇〇病院薬剤部

〒606-〇〇〇〇　京都市左京区東丸太町〇〇

調剤年月日：平成　　年　　月　　日

薬剤師

付録3　外用薬の薬袋

本薬学教科書シリーズは，薬学教育モデル・コアカリキュラムおよび実務実習モデル・コアカリキュラムに対応し，学生諸君が基礎から臨床にまたがる薬学の教育内容を体系的に学べるようにとの意図で編纂された．さらに，医療に関わる多くの研究者，薬剤師を執筆者に加え，6年制薬学教育制度のもとで薬剤師を目指す学生諸君にとって分かりやすく学習しやすい教科書となることを目指している．

分析化学Ⅰ－基礎化学から医療薬学へ

京都薬科大学教授　安井　裕之／金城学院大学教授　岡　尚男　編集
京都大学大学院教授　栄田　敏之
B5判　210頁　4,200円

本書は，モデル・コアカリキュラムのC2コース"化学物質の分析"を構成する「化学平衡」，「化学物質の検出と定量」および「分析技術の臨床応用」を踏まえたうえで，基礎から医療への縦のつながりや科目間の横のつながりを理解できる内容となっている．また，章末にはその章でのポイントと演習問題を記載し，到達度を確認できるよう編集した．

分析化学Ⅱ－機器分析の医療薬学への応用

金城学院大学教授　岡　尚男／京都薬科大学教授　安井　裕之　編集
京都大学大学院教授　栄田　敏之
B5判　260頁　4,200円

機器分析の修得は，新しい時代の6年制薬剤師・薬学研究者にとって必要不可欠です．「分析化学Ⅱ」は，モデル・コアカリキュラムのC2，C3，C4の機器分析に関連する到達目標（SBOs）を網羅するように編集され，基礎薬学から医療薬学への縦のつながりや各科目同士の横のつながりを理解できるように執筆されています．

薬物動態学

京都大学大学院教授　栄田　敏之／名城大学教授　灘井　雅行　編集
昭和薬科大学教授　山崎　浩史
B5判　210頁　3,990円

本書は，モデル・コアカリキュラムC13の薬物動態学に関する項目に完成対応させた講義あるいは自習用の教科書であり，学部生向けに，できる限りわかりやすく記述した．薬の生体内運命，吸収，分布，代謝，排泄，用法，用量の設定，薬物速度論，および薬物血中濃度モニタリングの8章から構成されている．

製剤学・物理薬剤学

京都大学大学院教授　栄田　敏之／名城大学教授　岡本　浩一　編集
帝京大学教授　唐澤　健
B5判　310頁　5,040円

「薬学教育モデル・コアカリキュラム」，C16製剤化のサイエンスに対応させた．おおよそ15回程度の講義を想定し，できる限り平易な内容とした．

実務実習事前学習のための　調剤学

北里大学教授　厚田幸一郎／京都薬科大学教授　畝﨑　榮　編集
北里研究所病院薬剤部長　　　　京都大学大学院教授　栄田　敏之
B5判　230頁　3,990円

実務実習へ向かう学生が，事前に，より充実した学習ができるように，「実務実習モデル・コアカリキュラム」のⅠ．に完全に対応させた調剤学の教科書である．

実務実習事前学習のための　調剤学計算ドリル

京都大学大学院教授　栄田　敏之　編集
B5判　110頁　2,100円

実務実習勤務に先立って，薬剤師勤務に必要な知識，技能，態度を習得する目的で事前学習が，習得を確認する目的で共用試験が行なわれます．本書では，内外用薬，注射薬の計算計数調剤，および散剤，液剤，外用剤，注射剤の計量調剤において，50問近くの例題を示し，薬袋作成を含めて，詳しく解説しています．自習用に100問以上の演習問題も含めました．必要な知識をまとめた「実務実習事前学習のための調剤学」と併せてご活用ください．

医薬品開発論

京都大学大学院教授　栄田　敏之／武庫川女子大学教授　岡村　昇　編集
岐阜薬科大学教授　原　英彰
B5判　250頁　3,990円

薬学部6年制に準じて，薬学モデル・コアカリキュラムの「医薬品の開発と生産」の講義を対象とした教科書．医薬品開発における探索研究，非臨床研究，医薬品の製造，最近の創薬の方向性，知的財産など，医薬品開発の流れが分かりやすいよう構成され，理解を深めるために多くの図を用い，また各章末に問題を掲載．

廣川書店
Hirokawa Publishing Company

113-0033　東京都文京区本郷3丁目27番14号
電話03(3815)3652　FAX03(3815)3650　http://www.hirokawa-shoten.co.jp/